谈古论今话抑郁

主 编

高叶梅

副主编

周海波　董伟慧

安冠英　王志愿

编 委

张 力　黄 安　王秋风

束维萍　蔡文臻　安子煜

刘振林　张桂萍　张艳芝

耿雪菲

金盾出版社

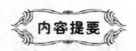

内容提要

本书分为四个部分,首先从身边的抑郁症实例说起,详细阐述了中国历代对抑郁症的描写与分析,引述部分历史经典案例与理论研究成果,剖析现代医学对抑郁症的认识。根据当今社会实际,结合多年临床经验,就如何预防、减轻和治疗、康复抑郁症进行了介绍。文字通俗易懂,内容深入浅出,知识性、故事性和可读性强,是老少皆宜的大众读物。

图书在版编目(CIP)数据

谈古论今话抑郁/高叶梅主编.—北京:金盾出版社,2018.8
ISBN 978-7-5186-1330-4

Ⅰ.①谈… Ⅱ.①高… Ⅲ.①抑郁症—防治 Ⅳ.①R749.4

中国版本图书馆 CIP 数据核字(2017)第 114890 号

金盾出版社出版、总发行
北京太平路 5 号(地铁万寿路站往南)
邮政编码:100036 电话:68214039 83219215
传真:68276683 网址:www.jdcbs.cn
双峰印刷装订有限公司印刷、装订
各地新华书店经销
开本:880×1230 1/32 印张:9 字数:202 千字
2018 年 8 月第 1 版第 1 次印刷
印数:1~4 000 册 定价:30.00 元

序　言

　　抑郁症是一种常见的精神障碍。由世界卫生组织支持的全球疾病负担（GDB），近年来把抑郁症排在全球疾病负担的前列。2014 年《自然》杂志发表系列文章指出，如果以健康寿命损失年（YLD）来计算，全世界 3.5 亿抑郁患者所造成的全球疾病负担高居第一，远远超过了糖尿病、慢性肺部疾病等。

　　抑郁症是一种非常复杂的疾病。尽管它与人类并存的历史很长，但是我们对它的科学系统性认识却是最近一个世纪的事。其疾病成因，既有遗传等生物学因素，也有社会心理因素。其疾病表现，既有跨文化的一致性，也有个体之间的差异。抑郁症最严重的后果，可能会夺去患者的生命。尽管现有的治疗手段，可以临床治愈或缓解病情，但是，无论发达国家还是发展中国家，抑郁症的就诊率、正确诊断率和治疗率都很低。目前，除了提供更为专业、更为便捷的精神卫生服务之外，公众健康教育是提高抑郁症就诊率的最为有效的措施之一。

　　专业人员本应该是公众健康教育最佳的提供者。可惜，或者局限于时间与精力，或者局限于科普知识与写作能力，鲜有专业人员执笔，创作一部面向大众教育的战胜抑郁症的科普作品。为此，这里特向大家推荐的，就是这样一部难得的由专业人员写作的抑郁症科普佳作。

作者高叶梅女士，是北京积水潭医院的医生，受过完整的系统的传统医学教育，又有多年的临床工作经验。难能可贵的是，她肯献出一份爱心，抽出自己宝贵的业余时间，精心撰写一部对大众有益的、对患者有帮助的、对专业人员有启悟和借鉴作用的科普读物。更为难得的是，本书科学性、知识性和可读性俱佳。高医生利用大量的案例，向读者展现了抑郁症从发病、治疗到康复的全景。与其他科普读物不同的是，高医生充分利用自己的专业特长，认真搜集、梳理和总结了中医学有关"情志病""郁症"等病案与验方，涉及的历史文献从医学、史学到文学，为读者描绘了中医学识别与处置抑郁症的丰富经验，这在某种程度上填补了中医药诊疗抑郁症的空白。高医生不仅介绍了抑郁症诊断和干预这两个环节，而且还用了不少笔墨阐述了抑郁症的预防和康复，从心理干预、饮食调节、环境改变和生活方式调整等方面，提出了切实可行的意见和建议。

正由于本书的诸多优点，我认为该书一旦面世，将会受到广大读者的喜爱与欢迎。它的读者群，不仅是抑郁症患者及其家属，而且还包括医疗管理部门、专业技术人员、心理卫生工作者和愿意了解心理健康知识的大众。

希望能给广大读者带来福音！

于　欣

（于欣系《中华精神科杂志》主编，原任中华医学会精神医学分会主任委员、中国医师协会精神科医师分会会长）

前　言

　　抑郁症到底离我们有多远？古今中外历史记载，从中国的赵匡胤、徐渭，到外国的牛顿、达尔文、爱因斯坦、林肯、罗斯福、丘吉尔、巴顿、茜茜公主、玛丽莲·梦露、戴安娜王妃、威廉姆斯等，都曾受到严重抑郁情绪的折磨。而亚里士多德、梵高、海明威、徐迟、三毛、顾城、阮玲玉、林黛、张国荣、海子、陈宝莲、李恩珠等名人的自杀，都是因为得了抑郁症。可以说，抑郁症早已具有"世界第一心理杀手"之称。

　　抑郁症就在我们身边，抑郁症没有国界之别，不分男女老幼。目前，患抑郁症的女性所占比例是男性的两倍，而患上抑郁症的人群，不仅发生在工作压力偏大的白领，而且越来越多的发生在产妇、青少年、儿童、空巢老人身上。由于名人效应，他们的抑郁更易引起人们对于该病的关注！

　　中医学称抑郁症为"郁证"。在中国古代的文学、医学与哲学作品中，关于"忧""郁""忧郁"有大量记载。

　　《左传》中记述了楚人子重遇心病而卒的故事；《黄帝内经》中有关"五郁"与"忧"的记载，强调忧郁情绪对人体的影响，阐述了利用情志相胜心理疗法以达到治愈疾病的基本原理。许多医家，乃至文学家、哲学家都观察到了情绪与疾病相关。荀子认为，人的情绪可以影响人的认知能力；管子认为，

"卧名利而忧生危";《庄子·刻意》认为,"平易恬淡,则忧患不能入";《韩非子·解老》认为,"欲利甚于忧,忧则疾生"。《诗经》中的"哀我小心,癙忧以痒""忧心惸惸,念我无禄",形容了郁闷忧愁的样子,讲述了忧思可成疾病。鬼谷子说辩中的五种忌辞中论述了"忧言"。屈原在《九歌·独思》中云:"心郁郁之忧思兮,独永叹呼增伤。"楚人宋玉对"悲秋"有大量详细的描述,后代文人亦多有效仿。此外,战国时期的文挚,用激怒法治疗抑郁症,在历史中都有记载。

两汉时期,《神农本草经》中记载了多种能够干预情绪的药物;张仲景在《金匮要略》中对脏躁、梅核气及百合病的治疗方法,对后世治疗抑郁症有一定启发。《淮南子》把情志当作致病因素之一。抑郁而亡的贾谊(西汉初年著名政论家、文学家),令后人十分赞叹与惋惜。

魏晋至唐宋时期,葛洪认为抑郁与虚劳相关;《南史》中记载了"以画代医"治疗抑郁的病例;隋代《诸病源候论》中论述了郁证的病因、病机和证候;许多文学家如柳宗元、李贺、李清照等,用诗歌、散文等形式把"忧郁"的情感描写得淋漓尽致。《太平惠民和剂局方》中记载了用菟丝子丸治疗肾虚型郁证;《圣济总录》等医书中,记载了抑郁情绪与"虚劳病"有关的内容。

金元时期,朱丹溪详细阐述了"六郁学说",对郁症的诊治具有重要的指导意义。朱丹溪还擅长用"以情胜情"的心理疗法。《古今医统·郁证门》中讨论了郁证的病因;著名医家张子和,擅长用"情志疗法"医病,等等。

明清时期，医家们对郁证的认识更加深刻。徐渭九次自杀，抑郁而终，这是一个极其典型的重度抑郁症案例；《医学正传》首先采用"郁证"作为病证名称；《赤水玄珠》《景岳全书》《临症指南医案》《医林改错》等医书，分别阐述了郁证的病因病机、主要症状、治疗原则，其治疗方法不仅有药物方法，还有逗笑疗法、看画疗法、画画解忧等方法。《阅微草堂笔记》和《续名医类案》中，有不少关于郁证的病例记载。

目前，抑郁症的病因已知的有：与遗传因素、性格因素、心理因素和社会环境因素等密切相关。

抑郁症以显著而持久的心境低落为主要临床特征，是心境障碍的主要类型。临床可见心境低落与其处境不相称，情绪的消沉可以从闷闷不乐到悲痛欲绝，自卑抑郁，甚至悲观厌世、有自杀企图或发生木僵；部分病例有明显的焦虑和运动性激越，甚至可出现幻觉、妄想等精神病性症状。每次发作之后，大多可以缓解，部分有残留症状或转为慢性。

抑郁症可以表现为单次或多次发作，以下是抑郁发作的主要表现：一是心境低落；二是思维迟缓；三是意志活动减退；四是认知功能损害；五是躯体症状。

医生用的专业量表或患者自评量表，有助于诊断抑郁症，并且可以判断抑郁的不同程度。一些特殊人群的抑郁症值得关注，比如产后抑郁症、青春期抑郁症、儿童抑郁症和老年抑郁症。要重视医生发生抑郁的风险，以及给社会带来的危害。

临床上，要注意区别隐匿性抑郁症、微笑性抑郁症、双向情感障碍、焦虑症及其他疾病导致的抑郁，鉴别抑郁症与正常的居丧反应，探讨失眠与抑郁症的关系，关注不良后果发生。

抑郁发作的治疗，要达到三个目标：一是提高临床治愈率，减少病残率和自杀率，关键在于消除临床症状；二是提高生存质量，恢复社会功能；三是预防复发。其治疗方法，主要包括药物治疗、心理治疗、物理治疗、中医治疗，此外饮食调理、有氧运动、瑜伽和养生气功等，都有助于改善抑郁情绪及相关症状。与此同时，自我心理调节，也是必不可少的重要环节。不是所有面临困境的人，都会成为抑郁症患者。同样是抑郁症患者，有人抑郁严重而自杀，也有人靠系统的治疗和顽强的毅力，成功走出情感阴霾。应该放弃负面情绪，转移不良情感，正确看待自己；学会换个角度看烦恼，再苦也要看到希望，并直面困难，笑对人生。

人生最大的本钱是心态。在生活中放松身心、适应环境，并根据自己的能力、兴趣和爱好，进行有效的自我调节，保持良好的人际关系。良好的人际关系和家庭环境，有助于恢复自尊和自我价值，有助于摆脱消极情绪的困扰。保持良好的情绪，积极主动地锻炼，可以舒筋活血、疏肝理气，使疾病尽快痊愈。

总之，抑郁离我们并不遥远！只要能够正确认识抑郁，了解相关知识，坚持预防为主，就一定能够避免抑郁，战胜抑郁，安度幸福人生！

高叶梅

目　　录

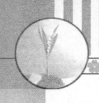

第一章　抑郁就在我们身边

抑郁症是一种常见疾病。随着现代生活节奏的加快，人们的各种烦恼会频繁出现，各种精神压力会不断增加，各种矛盾亦会日益增多。当遭遇某些生活事件或精神高度紧张时，就有可能引起忧虑、紧张、激动或思虑过多等不良情绪反应，极易造成失眠，甚至导致抑郁症的出现。

第一节　抑郁症经典案例

在现实生活中，经常听到这样的话："我们每周有五天在一起工作，为什么没发现他有异常？""一直都知道他失眠挺严重的，原来他得的是抑郁症呀！""我怎么总也高兴不起来啊！""我们只知道她最近常常不高兴，要知道她会自杀，说什么也不该把她一个人留在家里！"诸如此类的话，或许听别人说过，或许自己也有过类似的抱怨。也许你稍加留意，就会发现身边的一些人，或许正在遭受抑郁情绪的折磨！

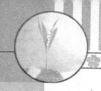

一、从带病上岗看抑郁症的危害

2015 年 3 月 24 日上午，德国之翼航空公司的一架载有 144 名乘客和 6 名机组人员，航班号为 4U9525 的空客 A320 型客机，在法国南部巴尔瑟洛内特的阿尔卑斯山区坠毁，机上 150 人全部遇难。

德国之翼航空公司于 2008 年被德国大名鼎鼎的汉莎航空公司收购。而汉莎航空公司是德国最大的国际航空公司，质量和创新、安全和可靠永远都是汉莎航空公司的特色。子公司德国之翼航空公司机队共拥有 81 架飞机，平均机龄 9.2 年。德国之翼航空公司称，该失事飞机的机长在汉莎旗下德国之翼公司有超过 10 年的工作经验，飞空客机型的经验超过 6 000 小时。该飞机在失事的前一天还在德国刚刚做完检查，这说明飞机在通过检查以后已经至少可以安全飞行到巴塞罗那了。

坠毁的这架飞机，原本从西班牙巴塞罗那飞往德国杜塞尔多夫，飞经法国马赛上空时迅速下坠，公开的航空记录数据显示：飞机起飞大约 35 分钟之后，在大约 1.1 万米高空曾经发出 7 700 紧急故障代码。黑匣子很快在坠毁地点被找到了。随着事故调查的深入，越来越多的焦点集中在副驾驶员安德里亚斯·卢比茨身上。

卢比茨，男，28 岁，德国公民，2013 年加入德国之翼，总飞行时长 630 小时，此前他曾在德国汉莎航空公司民航学校工作。所有的数据显示，副驾驶卢比茨完全有意识地制造了这起空难！法国的监察部门于 2015 年 3 月 26 日宣布：德国之翼空客 A320 客机坠机时，飞机是由副驾驶员安德里亚斯·卢比茨独自驾驶的。机长曾离开驾驶舱去上厕所，卢比茨拒绝为试图返回驾驶舱的机长开门。记录还显示，直到坠机前一秒，他的呼吸还很平稳，"身体很健康"。因此法国方面认为，这次空难是副驾驶卢比茨蓄意坠机所为。这个消息一出，举世震惊。人们不禁要问，年仅 28 岁的他为什么会蓄意坠机？

经过近一年的反复调查，法国航空事故调查处公布的最新报告再次证实，副驾驶卢比茨生前患有严重的抑郁症，他生前也曾寻求过多名医生的帮助。尽管他多次被诊断为抑郁症，却仍然可以继续执行飞行任务。据报道，卢比茨在 2014 年夏天通过了年度飞行员再认证医学测试。不过汉莎航空公司的官员表示，该考试只是测试身体健康，并不包括心理健康。2014 年 7 月，医生诊断卢比茨的抑郁症已经治愈，实际上同年 11 月，其抑郁症再次发作。警方在对他的公寓进行搜查时，发现了大量的抗抑郁药物。空难发生前两周，甚至有个医生建议卢比茨去一家专治心理疾病的医院去接受治疗。而这期间没有一位医生向飞行员管理部门通报卢比茨的病情。

据卢比茨的前女友透露，在空难发生前不久两人就分手了。她说："他有抑郁，而且行为极其怪异，这让我感到害怕，于是决定离开他。"卢比茨曾经对前女友说："总有一天，我会做一件事，改变整个世界，让每个人都知道我的名字，然后记住我。"

自私的卢比茨患上抑郁症后企图自杀，但他与一般的抑郁症患者的自杀行为不同，他采取了另类的"扩大性自杀"。部分扩大性自杀是出于非常自私的动机，要么是报复社会，要么是报复他人，要么是害怕一个人死去，要更多的无辜的人为他陪葬。只有极少数扩大性自杀抑郁症患者会在自杀时拉着许多和他并不相关的人一起去死，这种人具有比较特殊的人格特征，比如懦弱、胆小、自卑、敌对而又自尊心很强，他们十分害怕独自面对死亡。虽然这样的人少之又少，但是如果他像卢比茨一样，从事的是一项可以涉及许多人生命安全的工作，那么他所造成的伤害是极其可怕的！最终，带着郁闷、愤怒、绝望心情的卢比茨采用了坠机这种极端的方式，来表达自己严重抑郁时的恶劣心情。他的目的达到了，但其他 149 位无辜的生命都成了他的陪葬品！

二、从长期失眠到出现抑郁症

　　家住北京的画家宋先生，就诊年龄 51 岁，主因失眠半年多了，于 2012 年 4 月 17 日来医院就诊。宋先生告诉医生，他在半年前开始出现入睡困难，多梦，多次从噩梦中惊醒，凌晨三四点钟醒来就再也无法入睡，同时感到胸闷、心悸、食欲缺乏，腹胀，大便溏稀，一晚上起夜五六次。他服过地西泮（安定），从每晚半片直至两片，均效果不佳。

　　经过医生仔细询问后发现：宋先生的情绪问题日益严重。半年多来，他情绪低落、懒言、心烦、兴趣下降，最终对什么都不感兴趣，注意力难以集中。从小酷爱画画的他，此时已经不愿见到画笔，更不愿与人打交道，害怕见到画廊的同事，常常觉得活着没意思，不能正常工作已有三个多月了。宋先生平

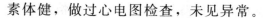

素体健，做过心电图检查，未见异常。

原来，宋先生患上了抑郁症。经医生确诊，他正规服用抗抑郁药加心理康复治疗三个月后，睡眠已明显改善，入睡加快，不再受噩梦困扰，夜里只起来一两次，醒后还能再入睡；胸闷、心悸、食欲缺乏等伴随症状也基本缓解，情绪一直比较平稳。有时还能拿起画笔，画上一两个小时。又经过了一个月的治疗，宋先生已基本恢复正常工作，并仍继续坚持抗抑郁的巩固性治疗。

对于长期失眠总也不好的人，不妨换个角度找找原因，关注一下他们的情绪与行为变化，看看与抑郁是否有关。

三、从反复头痛看潜在抑郁

王女士家住北京，今年50多岁了。从工厂退休这几年，家人发现她性情大变。从前，她性格开朗，爱说爱笑，活泼能干，家里家外都是一把好手。如今她时常独坐发呆，不爱理人，懒得做家务，还常常抱怨头痛难忍，入睡慢、睡不实、食欲差，动不动就伤心落泪。

由于总是感觉严重头痛，王女士奔波于多家三甲医院的神经科、疼痛科、综合内科、中医科、针灸科。她多次测量血压都在正常范围，做头颅CT、核磁共振、脑血流图、颈部血管彩超等，均未见明显异常。她尝试过各种头痛药物，西药如去痛片（索米痛片）、对乙酰氨基酚（泰诺林）、布洛芬、芬必得、氨糖美辛、西比灵（氟桂利嗪），中药如正天丸、通天口服液、镇脑宁、天舒胶囊、安脑丸等，都没有特别理想的疗效。

更令人不安的是，随着头痛日益加重，王女士的情绪越来越差，她常常自责，感到活着没意思，自杀的念头时有出现。一天下午，她在家附近散步时，突然纵身跳进了后海。幸亏正在钓鱼的一位老先生及时施救，才没酿成大祸。

经北京大学第六医院精神科专家确诊，王女士患上了严重的抑郁症，于是，她开始服用抗抑郁药。为了稳定她的情绪，丈夫和她形影不离，外出时在身边陪伴。但有两次，丈夫一不留神，她又跳进了后海。

经过数次住院，又经过抗抑郁治疗与心理治疗，王女士的情绪渐渐稳定下来，打消了自杀的念头，头痛也少有发作。

一年多后，王女士终于摆脱了严重的情绪困扰，她和丈夫开起了小便利店，生意做得红红火火。

四、从产后情绪激动看抑郁征兆

2015年8月的一个早晨，刚刚6点多钟，西安市某小区的一位年轻妈妈沈女士怀抱着只有五个月大的女儿从8层楼纵身跳下……

那天清晨，有邻居发现，情绪异常激动的沈女士怀里抱着女儿，跨坐在自家8楼窗户上，身子还不断地探出楼外。而在这扇窗户的里面，沈女士的丈夫正拼命地伸出手，试图拽回妻子，同时大声呼喊："救命！救命！"

没等邻居反应过来，沈女士突然挣脱丈夫的手，抱着孩子纵身跳下。母女俩在下坠的过程中分开，双双坠落在小区的绿化带里。可怜的丈夫没能阻止妻子的行为，他焦急地趴在8楼

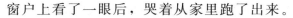

窗户上看了一眼后，哭着从家里跑了出来。

事发后，楼下很多人立刻围了上去，一位好心的邻居发现女婴还有知觉，便赶紧抱着孩子，跑出小区北门，打车去了医院。还有不少热心人拨打了 120 和 110。

几分钟后，浑身是血的沈女士被抬上了救护车。尽管如此，她还是有气无力地不断低吟："我怎么还没死？我怎么还没死？"

母女俩先后被送往附近的医院抢救。最终，沈女士因伤势过重，抢救无效死亡。失去母亲的女婴被紧急送往另一家医院的急诊室接受抢救。到医院时，可怜的女婴已处于休克状态。经过医务人员奋力抢救，孩子的休克虽被迅速纠正过来，但她的颅脑被诊断为"脑挫裂伤、蛛网膜下隙出血、左肱骨骨折"。

沈女士的一名家属透露，沈女士生前患有产后抑郁症，精神状态很不稳定。经过一段时间的治疗，症状已经明显好转。家人都以为她好了，谁知出了这么大的事儿。

当地派出所民警介绍，经过初步调查，沈女士确属产后抑郁症导致情绪失控跳楼自杀。

严重的产后抑郁症害了沈女士一家！可怜那个只有五个月大的孩子，也成了抑郁症的受害者！

五、孩子也会抑郁吗

九岁半的贝贝（化名），已经是四年级的学生了。贝贝妈妈发现，最近一段时间，孩子总爱发脾气，常常不做作业，也不想去学校上课，更是拒绝去上各种课外辅导班。老师和家长

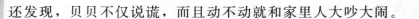

还发现，贝贝不仅说谎，而且动不动就和家里人大吵大闹。

星期一的早上，妈妈送贝贝到学校门口，不管妈妈怎么说，他就是不进校门。有一次，写完作业后，妈妈又布置了一些课外题。贝贝突然小声嘟囔："要是我死了，就不用写作业了。"妈妈吓了一跳，问贝贝在说什么，他说自己什么也没说。妈妈开始担心孩子的身体出现状况，就带着贝贝到医院就诊。医生给贝贝检查身体，并未发现任何器质性异常。

根据医生建议，妈妈带着贝贝到当地的精神病防治医院心理科就诊。心理科专家对孩子检查后确认，贝贝得的是"心病"，主要是因为学习压力太大，已经患上了儿童抑郁症。

除了贝贝这样的儿童，在报纸、电视、网络等媒体上，我们还不止一次地见到过留守儿童抑郁自杀的案例。

2014年1月，安徽省望江县一个村子里，年仅九岁的男孩龙龙，在外婆家的厕所里自缢身亡！

两年前，龙龙的父母离婚了，龙龙被判给了母亲，母亲到外地打工，龙龙则一直留在外婆家生活。父母离异后，双方又各自组成了新的家庭。

龙龙母亲一出去就是两年没回家，父亲也只和龙龙见过四次面。春节临近了，龙龙盼着过节时能与妈妈团聚，然而外婆无心地说了一句："孩子你好可怜呢，你妈妈今年又不回来过年了。"龙龙的父母常常对龙龙不管不问，过年甚至都不回去看他。在这种反差之下，让这个九岁的男孩有了一种被抛弃、无依无靠甚至绝望的感觉，最终走上不归路。

留守儿童缺少家庭关爱，已上升到社会问题。多年以来，随着社会的发展，农村大量人员外出务工，留守儿童成长问题迫在眉睫。由于家庭温暖与教育的缺失，导致一部分留守儿童存在性格孤僻、暴躁、自我控制能力差、缺乏与人沟通交流能力等问题，久而久之，无助感、失落感和被遗弃感逐渐形成，严重影响心理健康。有的孩子还在思想品行上出现偏差，极易偏离人生正道。

在人们以往的认识中，抑郁症只会发生在有自我意识能力和情感丰富的成年人身上，从而忽视了儿童也能患上抑郁症。茁壮成长中的少年儿童，如果长期缺乏父母关爱，或者父母过分关注，使孩子长期处于高压力之下，都是造成儿童精神疾患的重要原因。抑郁会使孩子心理过度敏感，对外部世界采取回避、退缩的态度，还可以造成身心发育不良。

调查显示，我国目前约有 20% 的儿童出现抑郁症状，其中 4% 为临床抑郁，即需要接受临床治疗的重症抑郁。当一个既往表现良好的儿童，持续出现比较严重的不当行为时，家长们就要高度警惕儿童抑郁症的发生了！

六、空巢老人与抑郁症

王大妈今年已经 66 岁，老伴去世两年多了。大女儿定居国外，一两年回来一次。小女儿为了孩子上学，搬到了婆婆家附近的"学区房"居住，一两周回来一次。王大妈是个典型的空巢老人。

近两个月来，她经常自我感觉心跳加快、胸闷、气短、心悸，曾经多次在心内科求治过。多次做心电图，未见明显异

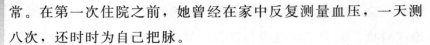

常。在第一次住院之前，她曾经在家中反复测量血压，一天测八次，还时时为自己把脉。

老人认为自己病得很重了，于是主动来医院要求住院治疗。心内科以"心悸待查"收治了她。通过心电图、动态心电图、超声心动图、动态血压、冠脉造影等系统检查，结果并无大碍，医院按照循环系统疾病治疗两周之后，王大妈的感觉还是不太好。

尽管医生给她做了多项检查，并未发现什么严重的器质性病变，但她拒绝出院，说要一直住下去。在此期间，王大妈还添了新病：颈椎病、胃肠病等。到了后来，精神渐渐濒于崩溃，她见人就哭，常常自责、懊悔，严重失眠。她既害怕自己病重没人管，又害怕生病后耽误了女儿工作，受到埋怨。

后来，当地心理卫生医院的心理专家对王大妈的病情进行了会诊，发现她是一位抑郁症患者，发病初期还有疑病表现。她身上所出现的各种不适，其实是抑郁症非典型表现的一种形式，医学上称为"躯体化症状"或"躯体化障碍"。这种情况发生在老年人身上并不少见。这类老人往往意识不到是自己的心理出现了问题，长时间只按照躯体疾病进行治疗，在不见疗效后就更加绝望，情绪低落，不能自拔。

王大妈在接受心理卫生专家的药物和心理治疗后，睡眠明显改善，终于接受了目前无严重心脏疾患的事实，她见人也不哭了，也不再无端自责了，身体也不像从前那么难受了，心情大为好转。

所谓空巢老人是指没有子女照顾、单居或夫妻双居的老人。空巢老人分为三种情况：一是无儿无女无老伴；二是虽有子女但与子女分开单住；三是儿女远在外地，不得已寂守空巢。随着社会老龄化程度的加快，空巢老人将会越来越多，这是一个不容忽视的社会问题。

当子女由于工作、学习、结婚等原因而离家后，独守"空巢"的老年人，往往会比同子女共同生活的老人更容易产生心理失调症状，这就是"空巢老人综合征"。其症状主要是：心情郁闷、沮丧、孤寂，食欲减低，睡眠失调，平时愁容不展、长吁短叹、甚至流泪哭泣，常常会有自责倾向，认为自己有对不起子女的地方，没有完全尽到做父母的责任。另外，也会有责备子女的倾向，觉得子女对父母不孝，只顾自己的利益而让父母独守"空巢"。

不仅仅是空巢老人，一般的老年人也会随着年龄的增长，在生理上逐渐出现新陈代谢放缓、抵抗力和生理功能下降，认知功能减退、生活能力和社会功能弱化，进而引发一系列的心理问题。因此，老年人需要家庭乃至社会的关爱！

第二节　中外名人与抑郁症

有人说，抑郁症常常青睐优秀人才。美国著名抑郁症问题专家史培勒曾说过，抑郁症往往袭击那些最有抱负、最有创意、工作最认真的人。身为政治家和总统的林肯、丘吉尔等，都患过严重的抑郁症。英国的戴安娜王妃一生患过四次抑郁症，心理医生为她进行了多年的治疗。古今中外的艺术家、作家、诗人、主持人、歌手、演员患抑郁症的案例，更是层出不穷。

有报道说，香港娱乐圈有抑郁倾向的艺人已接近九成，有的因重度抑郁跳楼自杀。一些艺人公开承认，他们曾经饱受抑郁症侵扰。

韩国艺人接二连三自杀的消息，不断被媒体曝光，更是让人印象深刻。从 2005 年起，已有 30 多位韩国艺人自杀身亡，著名艺人崔真实在自杀前的几小时，她还面带微笑地拍摄了一组平面广告，丝毫看不出抑郁症的阴霾，但几个小时之后，曾经的如花笑靥已枯萎冰冷。崔真实自杀后不久，她的弟弟也因抑郁症而去世，令世人唏嘘不已。

韩国艺人朴真熙的硕士毕业论文《对演员的压力、忧郁症及他们的自杀念头的研究》披露，在对 260 名艺人进行调查后发现，大约 40％的演员患有忧郁症，并且曾有过自杀的念头。

一、梵高与《割掉耳朵的自画像》

文森特·威廉·梵高（1853—1890 年），是著名后印象派画家。他出生在一个新教牧师家庭，是后印象主义的先驱，并深深地影响了 20 世纪的艺术，尤其是野兽派与表现主义。

梵高本是荷兰人，但他后来一直生活在法国。早年他在伯父的画廊工作。在伦敦分部工作时，他曾经爱上了房东的女儿，但求婚遭到拒绝，从此性格开始变得忧郁。随后，痛苦不堪的他离开了伦敦。

后来，梵高触动社会禁忌，爱上了新寡的堂姐。他的表白遭到堂姐的拒绝和叔父的反对。巨大的悲伤充斥着梵高的心，

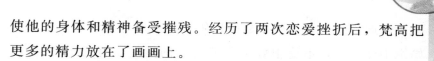

使他的身体和精神备受摧残。经历了两次恋爱挫折后，梵高把更多的精力放在了画画上。

梵高初到巴黎时已经33岁，他感到巴黎过于嘈杂喧嚣了，于是来到法国南部的阿尔小镇，与同为画家的好友高更一起生活。起初他们相处愉快，但随着梵高病情反复，加上两个艺术家的观点常常不一致，二人总是争吵不断。终于有一天，梵高与高更讨论艺术创作问题时，梵高不能容忍高更高傲的训人口吻，他将一只玻璃杯扔向了高更的脑袋。在一场激烈的争执后，高更大怒而去。梵高无法阻止，他不能抑制自己的情绪，竟然割下自己的右耳，还把割下来的耳朵送给他喜欢的一个妓女。不久，梵高创作了著名的油画《割掉耳朵的自画像》。

梵高37岁时，借口打乌鸦向别人借了手枪，然后到田野边靠在一棵树干上，将子弹射入了自己的胸膛。一位农夫刚好走过麦田小道，听到梵高嘴里嘟囔着："没办法了，没办法了……"他对弟弟提奥说的最后一句话是："苦难永不会终结。"

在短短37年的人生旅途中，梵高共创作了2 000幅作品，却只卖出去一幅。他的一生都是在贫困和无人理解的孤独中度过的，精神一度很不正常，患有严重的抑郁症。他多次被送进精神病医院，只要病情好转，他就画画，终于耗尽了一生。

在去世之后，梵高的作品《星夜》《向日葵》《有乌鸦的麦田》等，跻身于全球最著名、最珍贵的艺术作品的行列。尽管身为严重的抑郁症患者，梵高仍在作品中以辉煌的色彩表现大自然的美丽景色，充满着熊熊燃烧的生命激情。

梵高追求爱情的坎坷经历，对他一生的情绪产生了重大影

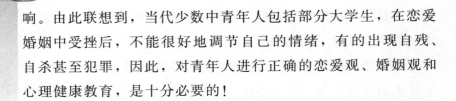

响。由此联想到，当代少数中青年人包括部分大学生，在恋爱婚姻中受挫后，不能很好地调节自己的情绪，有的出现自残、自杀甚至犯罪，因此，对青年人进行正确的恋爱观、婚姻观和心理健康教育，是十分必要的！

二、喜剧大师的悲剧人生

罗宾·麦罗林·威廉姆斯（1951—2014 年），是美国著名的喜剧电影导演、演员。中国观众了解他，是因为他的电影作品《死亡诗社》《窈窕奶爸》《勇敢者的游戏》《心灵捕手》《博物馆奇妙夜》等，给人留下了深刻的印象。

1980 年，威廉姆斯在电影处女作《波皮》（又译《大力水手》）中，扮演卡通人物波皮，给人印象深刻。1987 年拍摄巴里·莱文森执导的《早安，越南!》，获得"金球奖"的最佳男主角奖，并首次获"奥斯卡奖"提名。1997 年，他还以《心灵捕手》获奥斯卡最佳男配角奖。他为观众奉献了多部脍炙人口的电影作品。虽然人们习惯性地称他为"喜剧大师"，但在影迷心中，他是一位真正的"心灵捕手"，因为他用电影捕获了一代人的心。1998 年，他出演电影《美梦成真》，荣获 1999 年奥斯卡最佳视觉奖。2014 年 12 月 19 日，他的最后一部电影《博物馆奇妙夜 3》，在美国上映。

不幸发生在 2014 年 8 月 11 日。这一天，常常为人们带来欢声笑语的威廉姆斯自杀身亡，一代喜剧大师就此离开人世。2014 年 8 月 12 日，他的遗体火化，只有家人和少数亲友在他住所附近圣安瑟莫的一间殡仪馆为他举行了小型葬礼，骨灰随

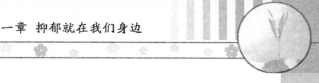

后撒在旧金山海湾。

英国一家电视节目报道，在人生的最后一天，威廉姆斯曾上网寻找毒品。法医兼病理学家李察·谢波得（Dr. Richard Shepherd）曾对其进行验尸。他证实，威廉姆斯不单饱受帕金森病及严重忧郁症的折磨，更患有未被确诊的失智症。失智症是一种因脑部伤害或疾病所导致的渐进性认知功能退化，且此退化的幅度远高于正常老化。失智症特别会影响到记忆、注意力、语言、解题能力，严重时会无法分辨人事或物品，只有不到 10％的失智症是可逆的。各种严重疾病的折磨，更加重了威廉姆斯的抑郁情绪。

根据威廉姆斯的公关巴克斯鲍姆说，他在自杀前的一段时间都处于极度的抑郁状态，在过去曾经有酗酒和吸毒的问题，曾经被送到明尼苏达的康复中心进行治疗。很多人都知道，他曾与酗酒、药物成瘾和抑郁症进行抗争。这位演员多次在接受采访时，直言不讳地描述了他与这些恶魔的斗争，以及所取得的成功（至少是暂时性的成功）。他在痛苦中用自杀的方式结束了自己的生命，这堪称喜剧大师的悲剧人生！

英国 BBC（英国广播公司）报道，加州法医的解剖报告显示：威廉姆斯在自缢时，并没有受到药物或酒精影响。他的死因，是因为上吊而引发窒息身亡。

尽管酗酒、药物成瘾，并非直接导致他自杀的原因，但其对人身体、情绪和精神状况造成的影响，是毋庸置疑的。

滥用药物，可以导致某些神经系统的症状及精神异常。比如，在服用可卡因后，其首发症状表现为精神异常，如烦躁不安、焦虑、激动、偏执狂、幻觉、欣快、抑郁，甚至精神错乱等。滥用可卡因静脉用药者，精神症状更加突出。麦司卡林、苯环己哌啶等药品，可以导致严重的精神障碍，这类药物可导致中枢神经呈一时兴奋状态，但有时又陷入严重的抑郁状态，还可使人焦虑、失眠、烦躁不安、瞳孔放大、体温和血压升高，造成对方向、距离和时间的感知偏差，最大的危害是损害判断能力，从而导致暴力行为。

过量饮酒，以致饮酒成瘾，会杀死大脑神经细胞，长此以往，会导致记忆力减退，还可能引起脂肪肝、肝硬化等肝脏疾病，情况严重者必须进行肝脏移植才能保全性命。酒精是一种镇静剂，也就是说开始把你带到一种近乎完美的粉红色的至高虚幻境界，然后又一下子把你拽回到现实之中，紧随其后的就是忧郁不振。因过量饮酒导致的醉酒状态，称为宿醉。宿醉在躯体方面，可见到疲劳、头痛、口渴、眩晕、胃病、恶心、呕吐、失眠、手颤和血压升高或降低。精神症状则包括急性焦虑、易激惹、过分敏感、抑郁或罪恶感。

三、"憨豆先生"的背后情结

大名鼎鼎的"憨豆先生"的真名叫罗温·艾金森。1955年1月6日，艾金森出生于英国泰恩河纽卡斯尔，是英国著名的影视演员。1990年，因出演《憨豆先生》而走红。

令人想象不到的是，现实中的"憨豆先生"曾是牛津大学的硕士研究生，主攻电机工程学专业，所以屏幕上那个号称智商只有"007"的"轻度智障"的搞笑形象，应该不是他的本色演出。憨豆先生把英国式的幽默表现得淋漓尽致，被称为"用卓别林方式演戏的英国的金·凯瑞"。

在 2012 年伦敦奥运会开幕式上，令全世界喜剧迷们十分喜欢的"憨豆先生"，以卖萌逗乐和惊天一屁亮相伦敦奥运会，成了那一届奥运会开幕式最为抢眼的娱乐元素。人们熟悉和喜爱的"憨豆先生"的突然出现，着实给伦敦奥运会增色不少。

然而，充满喜剧元素的表演状态并不是"憨豆先生"生活中原本的样子。其实，私下里的他并不是一个幽默搞笑的人。相反，他十分严肃，甚至有一些"完美主义"。他曾说过："拍喜剧对我来说压力很大，因为我是个完美主义者，它像一种病。"

这位喜剧大师一度患上抑郁症，在美国亚利桑那州的一家心理放松治疗中心接受过为期 5 周的治疗。该治疗中心曾对许多明星进行过心理治疗，治疗费用每周高达 3 500 英镑。在治疗中心，这位 48 岁的影星住在一间陈设简单的小屋里，有时到厨房帮工，或者帮助其他患者。

看上去很快乐的人未必真的快乐！有心理专家曾指出："表情跟内心的情绪是两回事，一个人可以看上去很快乐，但他的内心感受未必如此。这类患者虽有抑郁的主观体验，但在公众场合大多数时候都面带微笑，给旁人送去快乐，其幽默和阳光并不是发自内心深处的真实感受，旁人很难察觉到他是强颜欢笑。"

四、愚人节的惊人一幕

张国荣（1956—2003 年），在众多粉丝眼中，他"是一个令人心疼，但却是喜欢后不会后悔的艺人"。1987 年，张国荣与王祖贤合演徐克经典影片《倩女幽魂》，饰演女鬼"小倩"的王祖贤在戏中唤张国荣饰演的宁采臣时用了"哥哥"两个字，后来许多影迷都亲切地称他为"哥哥"。张国荣原名张发宗，1956 年 9 月 12 日生于香港，兼做歌手、演员、音乐人，是影视歌多栖发展的代表之一。

张国荣 1977 年出道。1983 年以演唱《风继续吹》成名。1984 年演唱的《Monica》是香港歌坛第一支同获十大中文金曲、十大劲歌金曲的舞曲。1986 和 1987 年获劲歌金曲金奖。1987 年他凭借专辑《爱慕》成为首位打入韩国音乐市场的粤语歌手、华语唱片在韩国销量纪录保持者。1988 和 1989 年获十大劲歌金曲最受欢迎男歌星奖。1995 年专辑《宠爱》在韩国创销量纪录。1999 年获香港乐坛最高荣誉奖金针奖。2000 年获CCTV-MTV 音乐盛典亚洲最杰出艺人奖。2010 年入选美国CNN（美国有线电视新闻网）评出的"过去五十年里全球最知名的 20 位歌手或者乐团"。他擅长词曲创作，亦担任过 MTV导演、唱片监制、演唱会艺术总监等。

1978 年，张国荣开始参演电视剧。20 世纪 80 年代中期，将事业重心移至影坛，之后成功塑造了宁采臣、旭仔、程蝶衣、欧阳锋等不同类型的角色。1991 年凭借《阿飞正传》当选香港电影金像奖影帝；1993 年主演的《霸王别姬》是中国电影史上首部获得戛纳国际电影节金棕榈大奖的电影，打破中国内地文艺片在美国的票房纪录，他亦凭此片受到国际影坛的广泛关注，获日本影评人大奖最佳男主角、中国电影表演艺术学会奖特别贡献奖。1993 年担任东京国际电影节评委；1998 年成为首位担任柏林国际电影节评委的亚洲男演员；2005 年入选中国电影百年百位优秀演员；2010 年被美国 CNN 评为史上最伟大的 25 位亚洲演员之一。

2003 年 4 月 1 日晚上 18 点 43 分，张国荣因抑郁症病情失控，从香港东方文华酒店 24 楼健身中心坠下。躺在地上的张国荣很快被人发现。当时他身上多处受伤，手脚全部折断，只有脸部保持完好。虽然他被紧急送入了玛丽医院，但是经医生证实，张国荣在抵达医院之前，就已经死亡。玛丽医院于 19 点 06 分宣告抢救无效，张国荣终年 46 岁。

事发后，在现场发现了一张寥寥几十字的遗书。这份遗书真假难辨，令人们多有猜测。遗书上面写着："Depression（抑郁、沮丧、消沉之意）！多谢各位朋友，多谢麦列菲菲教授。这一年来很辛苦，不能再忍受，多谢唐唐，多谢家人，多谢肥姐。我一生没做坏事，为何会这样？"署名：Leslie（张国荣）。而其中的麦列菲菲教授正是张国荣的心理医生。

张国荣去世的消息一经传出，立刻震惊了整个香港社会。各大媒体纷纷跟踪报道。这突如其来的消息，同样震撼着整个华人社会。他很多朋友、歌迷、影迷听到这个消息，都以为这不过是愚人节的玩笑。

张国荣生前的经纪人陈淑芬，在接受记者采访时，披露了"哥哥"去世前的一些生活细节：因为过于追求完美，加上紧张的生活和当时一些媒体的歪曲事实的报道，张国荣最终患上了忧郁症。陈淑芬说："他得病的时候自己并不知道，直到后

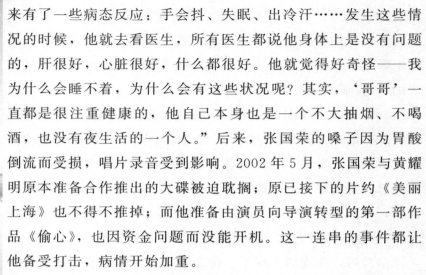

来有了一些病态反应：手会抖、失眠、出冷汗……发生这些情况的时候，他就去看医生，所有医生都说他身体上是没有问题的，肝很好，心脏很好，什么都很好。他就觉得好奇怪——我为什么会睡不着，为什么会有这些状况呢？其实，'哥哥'一直都是很注重健康的，他自己本身也是一个不大抽烟、不喝酒，也没有夜生活的一个人。"后来，张国荣的嗓子因为胃酸倒流而受损，唱片录音受到影响。2002 年 5 月，张国荣与黄耀明原本准备合作推出的大碟被迫耽搁；原已接下的片约《美丽上海》也不得不推掉；而他准备由演员向导演转型的第一部作品《偷心》，也因资金问题而没能开机。这一连串的事件都让他备受打击，病情开始加重。

关于张国荣的死因传闻颇多，据娱乐八卦媒体推测，可能的原因有三种：一是自我要求过高，因为严重的胃病影响到歌喉及演出表现；二是与交往多年的同性恋男友唐鹤德感情亮红灯；三是生前拍摄最后一部电影《异度空间》时，因太过入戏有撞邪征兆，再加上他一直想圆导演梦，过程却频频受阻。

张国荣的死因真相，是严重的抑郁症！事实上，张国荣患抑郁症已有 20 年，事业与感情上的一些经历，是导致他患病的主要原因。他在自传中写道："记得早几年的我，每逢遇上一班朋友聊天叙旧，他们都会问我为什么不开心，脸上总见不到欢颜。我想自己可能患上忧郁症，至于病源则是对自己不满，对别人不满，对世界更加不满。"

在患病期间，张国荣一边继续作曲、写歌、录唱片，出席慈善活动，一边忍受着"发作起来时痛得好像要把他的肉都撕开了一样"的病情。他想方设法求医问药，中医、西医，能试的全都试过了。2002 年 11 月，他的抑郁病情失控，自杀获救。此后的他，或许已经预知黑暗随时降临，于是立好了遗嘱，捐了慈善基金，安顿了包括司机在内的一切身边人。他走的那晚，无数人缅怀着与他一起走过的青春年华。几天内，世界各大新闻媒体如路透社、法新社、美联社等都做了报道，甚至中国中央电视台《新闻 30 分》都史无前例地报道了这样一位香港艺人去世的消息。

2003 年 4 月 8 日，张国荣的葬礼在香港殡仪馆举行，许多名人和大批歌迷前往，送张国荣最后一程。海内外多家电视台均现场直播报道葬礼实况。当时正值"非典"暴发期，居民轻易不敢出门。但是出殡当日，仍然有来自世界各地的五万名群众冒雨聚集在香港殡仪馆周围，人群占据了几条街道，成为香港史上最轰动的葬礼之一。而名人的抑郁症，也成了当时人们最为关注的话题。

相比之下，艺术家、演艺人员和作家，都是抑郁症发病率较高的职业。作为演员，工作并不稳定，收入也不固定，但是他们为了光鲜的外表、需要大量的金钱投入，创造角色过程中他们的情感体验，往往是强烈而深刻的。报纸、杂志、网络上时常会有报道，某某演员演完某一角色后，由于情感上过于投入，很长一段时间不能自拔。常年处在心理落差比较大的环境中，还不容易被他人理解，渐渐就比较孤独，心理上更不容易承受失败和挫折，因而被发现有抑郁倾向，甚至有自杀和吸毒等行为的人相对比较多。

五、著名小说家的神秘"魔咒"

欧内斯特·米勒尔·海明威（1899—1961年），美国作家和记者，被认为是20世纪最著名的小说家之一。海明威的一生曾荣获不少奖项，尤其是他在第一次世界大战期间，被授予银制勇敢勋章。

在62年的生涯中，海明威写下了《太阳照常升起》《永别了，武器》《丧钟为谁而鸣》《老人与海》等脍炙人口的作品，曾以"迷惘的一代"的代表而著称。1953年，他的《老人与海》一书获得普利策奖；1954年，《老人与海》又为海明威夺得诺贝尔文学奖。2001年，他的《太阳照样升起》与《永别了，武器》被美国现代图书馆列入"20世纪中的100部最佳英文小说"。海明威一向以文坛硬汉著称，他是美利坚民族的精神丰碑。其作品标志着他独特创作风格的形成，在美国文学史乃至世界文学史上都占有重要地位。

然而不幸的是，海明威有非常严重的精神病家族史。他在29岁开始其文学生涯时，他的父亲就自杀身亡。年轻的海明威处处惹事，给人留下了如此印象：喜欢冒险，四任妻子，拼命喝酒，任意争吵等。此外，老年的海明威受尽了皮肤病、肝炎、肾炎、高血压、抑郁症等疾病的折磨。身体每况愈下，但海明威血脉里的固执因子，并不允许他停歇对艺术的追求，他最后几年过得非常痛苦，无法写出令世人震惊的作品这一精神上的折磨，进一步加剧了他的病情。患有严重抑郁症的海明威多次接受过电击治疗。这么多病一直缠着他，令他痛苦不堪，

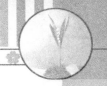

最后，他用心爱的猎枪结束了自己的生命，享年 62 岁。

1930 年底，海明威曾在一篇文章中这样写道："自杀是对紧张而艰苦的写作生活的一种逃避。"在他的作品《有的和没有的》中，表达过这样的观点："猎枪能够解决所有心里、道德、医学及经济难题，只需要指尖轻轻移动，就能走出无法忍受的境地。"

对于海明威自杀的评价，正如美国总统约翰·肯尼迪的唁电所说："几乎没有哪个美国人比欧内斯特·海明威对美国人民的感情和态度产生过更大的影响。"

然而，悲剧不仅发生在海明威和他的父亲身上！更为不幸的是，他的死，仅仅是其家族发生的一系列悲剧中的一出！在海明威父子自杀之后，又有多名家族成员相继离世。令人不可思议的是，这些家族成员几乎无一善终，不是死于酗酒、怪病，就是死于精神抑郁，几乎都是自杀而亡。美国公众将这一现象称为"海明威魔咒"。

在海明威去世五年之后，他的妹妹厄休拉·海明威，由于身患癌症和抑郁症，服药自杀；在此 16 年之后，海明威唯一的兄弟莱斯特在得知自己因患糖尿病需要截肢后又饮弹自尽。

海明威家族的后代们，也不可幸免地重演着先人的悲剧！他的长子杰克，婚后夫妻感情不和，与妻子双双酗酒解愁，其妻子最后死于癌症。在这样的家庭环境里生活，杰克的长女穆菲特和次女玛尔戈也染上了一系列恶习，她们先后因为吸毒而患上了严重的躁郁症，也叫双向情感障碍，最后不得不接受强制性治疗。1996 年，在海明威开枪自杀 35 年后，他的孙女玛尔戈被发现神秘死亡，有关部门最终认定玛尔戈死于自杀。

可以说，海明威家族的血泪史整整持续了四代人，这位大文豪在去世后并没有给子孙留下太多的财产，却留下一个持续了数十年的魔咒。与其说是"魔咒"，不如说是强大的精神病遗传基因导致一系列的悲剧！

直到后来，海明威的孙女玛丽尔·海明威，才"破解"了这个所谓的魔咒。海明威最小的孙女玛丽尔·海明威生于1961年，她1980年获奥斯卡最佳女配角提名。2000年12月，玛丽尔的父亲，即海明威的长子杰克去世。两天后，玛丽尔的丈夫史蒂芬被查出患了癌症，玛丽尔请来了美国最好的医生，为丈夫做了脑瘤切除手术，并加以精心照料。值得庆幸的是，史蒂芬竟然神奇般地痊愈了。玛丽尔育有两个女儿德里·路易斯和兰利·克里斯曼。她没有因人生挫折而抑郁不振，相反，她积极向上，用自己的行动破除了所谓的"海明威魔咒"——精神疾患遗传的魔咒。2003年，玛丽尔还因此登上了《人物》杂志封面。

六、丘吉尔与他的"黑狗"

英国前首相温斯顿·伦纳德·斯宾塞·丘吉尔（1874—1965年），是英国的政治家、历史学家、画家、演说家、作家、记者，出身于贵族家庭。丘吉尔被认为是20世纪最重要的政治领袖之一，他领导英国人民赢得了第二次世界大战，是与斯大林、罗斯福并立的"雅尔塔会议三巨头"之一；战后发表《铁幕演说》，揭开了冷战的序幕；他写的《不需要的战争》获

1953 年诺贝尔文学奖，著有《第二次世界大战回忆录》《英语民族史》等；丘吉尔是历史上掌握英语单词数量最多的人之一（十二万多），被美国杂志《展示》列为近百年来世界最有说服力的八大演说家之一，曾荣获诺贝尔和平奖提名。2002 年，BBC（英国广播公司）举行了一个名为"最伟大的 100 名英国人"的调查，结果丘吉尔获选为有史以来最伟大的英国人。

丘吉尔无疑是伟大的，而且是成功的，可是这样一个大人物却长期罹患严重的忧郁症。他把忧郁症称作"黑狗"。

在《丘吉尔的黑狗——忧郁症及人类心灵的其他现象》一书中，详细描述了丘吉尔的抑郁症。该书的作者安东尼·斯托尔，是英国首屈一指的精神科医生、作家，牛津大学研究员。该书首次出版于 20 世纪 70 年代，后多次再版，是斯托尔多种著作中最畅销的一种。书中以一种积极向上的态度来观察心理忧郁现象，对弗洛伊德的理论进行了反思，剖析了许多大人物的忧郁心理与非凡成就之间的关系。书中提到，丘吉尔的抑郁症也有明确的家族遗传史。在作者看来，由于父母的冷落与疏忽，丘吉尔内在的自信资源遭到了剥夺，这造就了他一生的忧郁性格。

下面是书中的一段文字：

直到今天，温斯顿·丘吉尔还是很多人心目中的偶像。像我们这些在 20 世纪 40 年代听过他演讲的人，有哪个人不觉得，自己能够逃过纳粹独裁的魔掌，还得多亏他的那份胆识；即使在全世界男男女女的眼里，他也是一个象征，是大勇的化身。但是，丘吉尔到底也只是一个人，跟我们一般人一样，有着相同的需要、本能、希望与恐惧。对于一个伟人来说，揭开其人性的一面，说他跟平常人一样，也有不完美的地方，也有瑕疵，并无损于他的伟大。丘吉尔虽然出身于贵族之家，又有社会地位，在他早年的生活中，却也有他一辈子想要克服、最后却无法如愿的缺憾。如果没有这些缺憾，他可能会更快活些、平凡些、安定些，但也可能就没有那么伟大。要是他是个四平八稳的人，可能也轮不到他来唤醒英国的国魂。1940年，眼看英国一败涂地，换作是一个头脑清晰的领袖，可能已经宣布放弃了。政治领袖最惯于唱高调，即使选举大势已去，或自己所支持的政策已经无力回天，不到最后一刻，他们还是会向支持者发出希望的信息。在1940年，任何政治领袖，尽管内心已经彻底绝望，多半还是硬着嘴皮子为英国人打气，只有一个人，了解并面对过自己内在的绝望，反而能够在那一刻接受残酷的现实，也只有这个人，知道如何在绝望中抓住一线希望，在敌人团团的围困中，斗志反而燃烧得旺到了极点，能够将悲情的现实转化成大无畏的话语，在1940年那个风雨飘摇的夏天，支撑住我们，不至于倒下去。丘吉尔就是这样一个人，正因为他终其一生都在跟自己的绝望战斗，只有他才能够告诉别人，绝望是可以战胜的。

　　一如其先祖，第一位马尔波罗公爵，丘吉尔也长期罹患忧郁症，并不时发作。要了解他的性格，这一点千万不能放过。他把忧郁症叫作"黑狗"，而这也正是他自己的绰号，由此不难想象，他跟忧郁症还真是形影不离。在与忧郁症的对抗中，丘吉尔大半辈子都做到了坚持不懈，但年老体衰加上脑血管硬化，最后还是使他放弃了抵抗。苟延残喘的最后五年，他忧郁得一蹶不振，以致莫兰爵士为他作传都不得不留了一手。活到 90 岁，对丘吉尔来说，毋宁是命运对他残酷的作弄，因为那只曾经驯服、听话的"黑狗"，最后还是击败了他的斗志。

在大人物当中，饱受忧郁症折磨的，丘吉尔并非唯一一个。在性格上，歌德如此，舒曼也不例外，叫得出名字来的还有一大串，包括雨果、伍尔芙、马丁·路德、托尔斯泰。非凡成就与忧郁性格之间的关系，仍有待深入探讨，但几乎可以确定，对某些人来说，忧郁症犹如一条鞭子。当忧郁排山倒海而来时，整个人陷入幽暗的谷底，让人感到精疲力竭，完全失去活动能力。因此，为了避免掉入这种悲惨的状态，在尚未错乱到无可救药之前，患者非得强迫自己去活动，不让自己有片刻休息或放松，如此一来，反而成就了大部分人无法完成的大事。这一切都只因为他不能让自己停下来，一停下来也就完了。到底有多少人的伟大成就和忧郁症的频频发作有关，我们无法确知，因为一般来说，多数人都将这种事情掩饰得很好。

丘吉尔正是如此，要他承认有忧郁症，门儿都没有。

在《丘吉尔的黑狗》一书中，安东尼·斯托尔同时还认为：抑郁症的本质是跟自身的内在作斗争，随之产生的痛苦虽可湮没患者，但也可能唤醒他们的意识和创造力。尽管丘吉尔长期遭受抑郁症的蹂躏，但他"每逢大事不糊涂"，总能开创出不可思议的政治格局，这种看似矛盾的特质，被后世的研究者反复琢磨。对自身心理状态和情绪起伏的有力掌控，成为丘吉尔炼成钢铁意志的"催化剂"，也赋予了他睥睨（睥睨：pì nì，斜视，形容傲慢）群雄的气度。正如 1940 年 6 月第二次世界大战的战局最艰难时，他在英国众议院那场振奋人心的演说中所提到的那样，"我们要有信心，无论付出怎样的代价，我们都要坚持战斗"。

丘吉尔的故事告诉我们，疾病虽然强大，我们仍要勇于面对，对抑郁症的斗争是持久战，一定不要轻言放弃！

七、林肯巧对抑郁症

亚伯拉罕·林肯（1809—1865 年），被认为是美国历史上最伟大的总统，是了不起的政治家、思想家，美国黑人奴隶制的废除者。他是美国历史上第 16 任总统，其任总统期间，美国爆发内战，史称南北战争。林肯坚决反对国家分裂。他废除了奴隶制度，颁布了《宅地法》《解放黑人奴隶宣言》。他击败了南方分离势力，维护了美利坚联邦及其领土上不分人种、人人生而平等的权利。内战结束后不久，林肯遇刺身亡，成为第一个遭遇刺杀的美国总统。他也是美国历史上除乔治·华盛顿、富兰克林·罗斯福、托马斯·杰斐逊外，很有作为的总统之一。2006年，亚伯拉罕·林肯被美国的权威期刊《大西洋月刊》评为影响美国的100位人物第一名。

1809年，林肯出生在美国肯塔基州哈丁县一个贫苦的家庭。小时候，他帮助家里搬柴、提水、干农活儿等。他九岁时，母亲意外死亡，原因十分奇特：她喝下一杯牛奶，而这杯奶出自一头吃了毒草的奶牛，年仅36岁的母亲就这样中毒身亡。这是林肯一生中经历的第一次痛苦打击，为他日后的忧郁性格埋下了阴影。

由于家境贫穷，林肯并没有受过良好的教育，但他一直酷爱读书。他通过自学，把自己变成为一个博学而充满智慧的人。为了维持家计，少年时，他当过俄亥俄河上的摆渡工、种植园工人等。25岁以前，没有固定职业，四处谋生。在一场政治集会上，林肯第一次发表了政治演说，由于抨击黑奴制，提出一些有利于公众事业的建议，在公众中渐渐有了影响。林肯通过自学，经考试合格，成为一名律师，并逐步参政，直至当选美国总统。

林肯年轻时性格飘忽不定，时而信心十足，时而感觉前途渺茫。《时代周刊》发表的多位史学家的研究成果显示，这是因为林肯患有较为严重的抑郁症。成年以后，林肯四个儿子中有三个不幸夭折，令他接二连三地遭受心理重创。在他26岁和32岁时，他的抑郁症发作得最厉害，一度甚至险些自杀。在给友人的信中，他说："现在我成了世界上最可怜的人。如果我

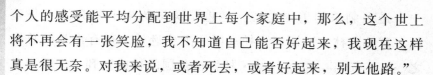

个人的感受能平均分配到世界上每个家庭中，那么，这个世上将不再会有一张笑脸，我不知道自己能否好起来，我现在这样真是很无奈。对我来说，或者死去，或者好起来，别无他路。"

1860年，当选美国总统的林肯竟然是美国史上最可怜的一位总统！因为他接手的是一个大烂摊子，国内情形的艰难真是让他始料未及，那绝对不是什么可以让人享受的安乐窝，他甚至没有时间去享受当选总统的那一点快感。许多人都用极不信任的眼光看待他，甚至嘲笑和攻击这位伐木工出身的总统，仿佛接受他的领导就如同受了巨大的侮辱。

虽然不得不面对这一切，但林肯依然让人感到他是一位充满智慧和幽默感的人。林肯对自己的幽默感这样解释，幽默不过是宣泄悲哀和消极情绪的方式。离开了幽默，他就"活不下去了"。

尽管一生都饱受抑郁症的折磨，但值得庆幸的是，林肯总是能够想尽办法，尽量去摆脱这种疾病的干扰。有报道称，林肯总统在抑郁症发作严重的情况下，自己琢磨出了一种对抗抑郁症的有效方法——剪报。林肯感觉到国人对自己的期望和赞扬对治病很有作用，便把报纸上的这些溢美之词剪下来，放在随身的口袋里，在心情沮丧抑郁的时候，拿出来看一看，以此来振奋精神、缓解病情。

抑郁症患者可以选择日常的行为，来治疗或者改善抑郁情绪，这种方法称为行为疗法。对于林肯总统来说，剪报就是适合他的，也是行之有效的一种对抗抑郁行为疗法。

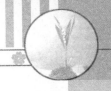

八、三毛的心理创伤

三毛（1943—1991年），是中国台湾著名女作家、旅行家，原名陈懋（mào）平，后改名为陈平，三毛是她的笔名。1943年三毛出生于重庆，1948年随父母迁居中国台湾。

三毛的足迹遍及世界各地。1967年她赴西班牙留学，后去德国、美国等。三毛平生著作、译作十分丰富，其中《撒哈拉的故事》《雨季不再来》《哭泣的骆驼》《我的宝贝》《闹学记》《滚滚红尘》等散文、小说、剧本更是脍炙人口，在全球华人社会广为流传，在大陆风靡一时，影响了整整一代人。

三毛从小就热爱文学，擅长写作，诗词古文俱佳，英文及绘画方面亦十分突出。但同时她也有严重的精神问题。她自幼性情孤僻，感情脆弱，又敏感多疑。在读初二时，由于代数成绩很差，还受到老师的当众羞辱。当时，因三毛做不出习题，老师把她叫到讲台上去，当着全班同学的面讲："我们班上有一个同学最喜欢吃鸭蛋，今天老师想再请她吃两个。"说完，用蘸饱墨汁的毛笔在她眼睛周围画了两个大黑圈，然后叫她"转过身去，让全班同学看一看"。老师等同学们笑够了，又对三毛罚站。下课后，老师又罚她从有众多同学的走廊和操场绕一圈，再回到教室。全校同学看到她这副模样，都尖叫起来。

无疑，老师的不当之举加重了三毛的心理创伤，她的性格更加孤僻，情绪低落，难以自拔。她在1986年所写的《生之喜悦篇》里回忆道："是因为不能适应学校生活，内心焦虑逐日俱增所致而自杀。"那一年，三毛年仅十三岁！虽然被及早

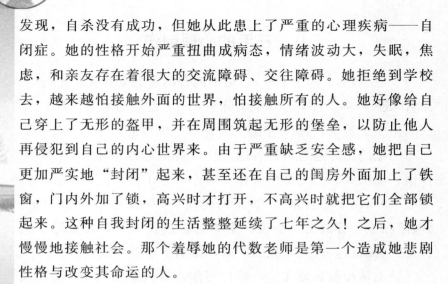

发现，自杀没有成功，但她从此患上了严重的心理疾病——自闭症。她的性格开始严重扭曲成病态，情绪波动大，失眠，焦虑，和亲友存在着很大的交流障碍、交往障碍。她拒绝到学校去，越来越怕接触外面的世界，怕接触所有的人。她好像给自己穿上了无形的盔甲，并在周围筑起无形的堡垒，以防止他人再侵犯到自己的内心世界来。由于严重缺乏安全感，她把自己更加严实地"封闭"起来，甚至还在自己的闺房外面加上了铁窗，门内外加了锁，高兴时才打开，不高兴时就把它们全部锁起来。这种自我封闭的生活整整延续了七年之久！之后，她才慢慢地接触社会。那个羞辱她的代数老师是第一个造成她悲剧性格与改变其命运的人。

年轻的三毛曾两度赴西班牙留学，后又去德国、美国等地读书、工作。从美国回到台湾，在文化大学教一年书后，因未婚夫突发心脏病死去而感情受到挫折，二十六岁的三毛第二次自杀了！

三毛被抢救过来之后，重返西班牙，与暗恋者荷西重逢。荷西曾在六年前与三毛相约："你再等我六年，我有四年大学要念，还有两年兵役要服，六年一过，我就娶你。"他们重逢时，恰好六年。三毛与荷西结婚，从西属撒哈拉沙漠到加纳利群岛，生活渐趋安定。六年幸福快乐的生活，激发了她潜藏的写作才华。她以当地的生活为背景，写出了很多情感真挚的作品，她的文学创作生涯从此开启，《撒哈拉的故事》等一系列作品开始出版。该书主要描写了三毛和荷西在撒哈拉沙漠生活时的所见所闻，与当地相识朋友的故事，每个故事都透露出这

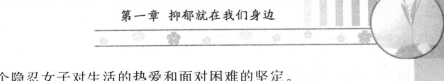

个隐忍女子对生活的热爱和面对困难的坚定。

1979 年，丈夫荷西因潜水意外事故丧生。当三毛看到打捞起来的荷西的尸体时，已经半疯了。她在小屋里独自守灵，握住荷西的手，一遍又一遍地喃喃自语："荷西，你不要怕，我上有高堂，有父母，不能陪你一起走，现在我握住你的手，那边会有神来接你。你勇敢地走过去，再过几年，我会赴你的约会……"此时的三毛，已经坚定了自己要与全心全意相爱的人在世外约会的决心。

回到中国台湾后，三毛也"总希望有个贴心人在身旁"，"但总是事与愿违"，甚至还遭骗婚勒索。她一生没有子女，没有寄托，还时常受到他人的诟病，后半生依然令她感到孤独、寂寞。她越来越看破红尘，并常把"死"挂在嘴边。她花心血最多的最后一部作品《滚滚红尘》，参加评选最佳编剧败落，使她的精神再次受到刺激，加速了她的悲剧性结局。

三毛生前曾怀疑自己和母亲患有同样的病——子宫内膜癌，为此，她决定住院做进一步检查。检查结果排除了恶性肿瘤，但三毛依然选择了死亡，谁也没有料到，她在一个凌晨被医护人员发现，身子半悬在马桶上方，已气绝身亡。

三毛是一个悲剧色彩很浓的人物。由于性格中的自我封闭、忧郁、过分敏感、孤独、厌世等缺陷，一生经历坎坷，尽管事业成功，但其悲剧性结局仍然不可避免！

前面提到，她的中学代数老师对其一生性格的不良影响是巨大的！由此我们想到，老师是人类灵魂的工程师！老师对学生的影响不仅体现在教育教学过程中，而且还体现在心理倾

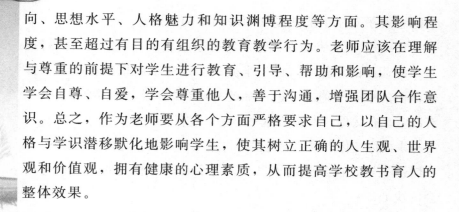

向、思想水平、人格魅力和知识渊博程度等方面。其影响程度，甚至超过有目的有组织的教育教学行为。老师应该在理解与尊重的前提下对学生进行教育、引导、帮助和影响，使学生学会自尊、自爱，学会尊重他人，善于沟通，增强团队合作意识。总之，作为老师要从各个方面严格要求自己，以自己的人格与学识潜移默化地影响学生，使其树立正确的人生观、世界观和价值观，拥有健康的心理素质，从而提高学校教书育人的整体效果。

第三节　抑郁症的发展趋势

一、抑郁症就在我们身边

一个严峻的问题，已经展现在人们面前：抑郁症离我们究竟有多远？据有关部门调查显示，我国目前有上亿人患有包括抑郁症在内的各种精神疾患，而这个数字还在不断增加中。最新一项调查显示，我国抑郁症的终生患病率达3%～7%，接近国际水平。随着社会的发展，生活在北京、上海和广州等大城市的白领们，在高压力、高竞争的环境下，迅速成为抑郁症的高发人群。令人遗憾的是，与抑郁症的高发病率相比，目前全国地市级以上医院对抑郁症的识别率还不到20%。而在现有的抑郁症患者中，只有近3%的人接受了系统的相关药物治疗。

世界卫生组织统计分析：2002年，全球重症抑郁症患者已有8900多万人，而全球的抑郁症患者已达3.4亿人。到2020

年抑郁症可能成为仅次于心脏病的第二大疾病，全世界大约有3.5亿抑郁症患者。抑郁症在全世界的发病率约为11％，严重患者有15％会选择自杀来结束生命，2/3的患者曾有过自杀的念头，每年因抑郁症自杀死亡人数高达100万人。抑郁症在我国的情况，也不容乐观。2009年，著名的医学杂志《柳叶刀》（The Lanclt）发表了北京回龙观医院流行病研究中心对我国4个省的流行病学调查。结果显示：精神障碍患病率高达17.5％，抑郁症患病率为6.1％。

　　一位心理卫生协会的专家指出，目前大家对抑郁症的普遍认知，还停留在情绪层面。实际上，抑郁症对人的影响主要有三个层面：一是情感层面。典型"症状"包括悲伤、焦虑、兴趣缺少、有自杀想法、无望、自责等。二是认知层面。其影响有注意力集中困难、短期或长期记忆缺损、犹豫不决、计划和组织能力下降、精神迟滞、找词困难、思维迟缓、判断力下降等。三是躯体方面。其影响包括疲劳、食欲改变、失眠、头痛、肠胃不适、胸痛等。抑郁症发作期间，有超过一半的患者注意力集中困难，37％的患者出现健忘，36％的患者表现出犹豫不决。"人们很少觉得犹豫不决是一种病，更不会刻意去治疗，实际上'犹豫不决'者很可能已经罹患了抑郁症"。犹豫不决、注意力集中困难等认知层面的困难，还会对患者的工作造成负面影响，抑郁症患者需要花更长的时间才能完成工作，并且比平时更容易出错。

　　抑郁症患者的痛苦心理历程，往往很难被正常人理解。他们怕被误解、被嘲笑，怕失去朋友，一般而言，抑郁症患者大都不喜欢主动谈及自己的病情，有80％抑郁症患者会不同程度地隐瞒病情。数据显示，超过八成的调查者选择不把病情告诉领导，因为他们担心会因此失去工作。专家认为，如果遇到病情比较重的抑郁症患者，通常应建议患者休息一段时间，不过，很少有人找医生以抑郁症的名义开假条，"也许他们会通过其他的方式请假"。只有少数人不介意，让医生直接开"抑郁症"的假条。在欧洲，因为怕丢饭碗而隐瞒病情的人占30％，还有50％的患者认为病情属于隐私，没有必要告诉别人。专家呼吁相关部门能够在立法方面，给上班族中的抑郁症患者以更多保护。

抑郁症不分高低贵贱，不分男女老幼，它若隐若现地就在我们身边，然而，人们对于它的认识还远远不够，往往忽视它，回避它，甚至不承认它！

二、抑郁人群逐年上升

近年来，精神疾患发病率在不断上升。在西方，抑郁症被称为"蓝色隐忧"。2012年，欧洲抑郁症协会发起了一项调查，来自英国、德国、意大利、丹麦、土耳其、西班牙和法国等国家的7 000名成年在职者接受了调查。调查结果显示：平均20％的人患有抑郁症。英国发病率名列榜首，高达26％；而意大利发病率最低，为12％。抑郁症每年给英国造成86亿英镑经济损失，其中包括抑郁症导致的旷工损失、治疗费用、失业救济等。

有资料显示，我国85％的人处于亚健康状态，与心理应激相关的疾病患者占 45%～60%，身心疾病、心理障碍已成为多发病、常见病。2002 年，我国重点城市典型医院神经系统用药金额已达 34.2 亿元，京、沪、穗三大城市的比重占 63.28%，抗抑郁药约占 1/4。

据统计，患抑郁症的女性所占比例是男性的两倍，可能与女性生活负担较重，面临应激事件（如怀孕、生产、哺乳等）较多有关；城市发病率高于农村。此外，抑郁症的发病率还有"三高两低"的特点，即高患病率、高复发率、高自杀率和低识别率、低治疗率。

抑郁症可见于任何年龄阶段。调查结果显示：年龄在 20～50 岁发病者最为常见。重度抑郁症的平均发病年龄为 40 岁上下，其中 50% 的患者在 20～50 岁有过一次发作。65 岁后首次抑郁发病者相对少一些。因此，抑郁症被称为学生和上班族常见的精神疾病。女性抑郁症的发病年龄为 35～50 岁，产后或更年期均为发生抑郁症的"活跃期"。但目前临床发现，抑郁症病例从四五岁的儿童至百岁老人均有。

在医学上，女性一般在 45～55 岁进入更年期阶段，男性更年期不如女性更年期症状典型，但有相当一部分男子在 50～60 岁出现更年期反应。进入这个阶段，生理变化十分明显，主要表现在抵抗疾病的免疫功能降低，神经内分泌系统的功能逐渐衰退，激素水平降低，常常会引发一系列的躯体疾病和情绪变化；同时，由于承受来自工作、学习、家庭、婚姻，以及社会等方面的压力，因而在心理上变化也十分明显。所以，这个阶段是易发抑郁症的年龄阶段。目前，抑郁症的发病年龄，有越来越年轻化的倾向。20 岁以下的重症抑郁症的发病率正在逐年增加。其原因与该年龄组中不良生活习惯，比如与酒精和物质滥用等密切相关。

儿童也会患抑郁症。德国一项调查发现，他们有 4％以上的儿童患有抑郁症，最小的抑郁症患者年龄不足 5 岁。但年龄较小的儿童患抑郁症痊愈比较快。在 7～12 岁的年龄段中，男孩患抑郁症的概率要比女孩高，这更应引起全社会的关注！

尽管大多数患者会在青壮年时期首次发作抑郁症，但是随着人类寿命的延长，越来越多的老年人出现了严重的情绪问题。因为许多老年人有失去亲人、患病或孤独的经历，所以老年期抑郁症，往往会让患者面临来自于生活、疾病、康复等方面的困难！

随着抑郁症发病率越来越高，就诊率亦随之上升。首都医科大学附属北京安定医院于 2006 年成立了国内第一个抑郁症治疗中心，现在有三个病区近 200 张床位。当初，70％的门诊和住院患者都是精神分裂症患者。到了 2009 年，抑郁、双向情感障碍患者达到 50％左右。

三、一位家长与抑郁自杀的女儿

故事的主人公是南京的一位特级教师黄女士，还有她已经故去的女儿远远（化名）。

2011 年 7 月的一天，南京市某中学初中部的电化教室里，坐满了学生和家长。

这一天是周六，其时，中考已经结束，成绩即将揭晓，还

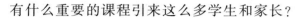

有什么重要的课程引来这么多学生和家长？

9点钟，伴随着一首歌曲的旋律，讲台的大屏幕上开始播放一段视频。

一张张照片缓缓闪现，记录了一个女孩成长的历程。从可爱的婴儿到青涩的幼女，再到花样少女，然而就在女孩最美好的花季时光，一切都消失了，取而代之的是一具冰冷的灵柩……

8分44秒的视频放完，现场一片嘘唏不已。

这是一堂特殊的生命课，主讲人是南京某中学的黄老师。照片中的那个女孩就是她的女儿远远，在荷兰留学时选用一种极端的方式，结束了自己年轻的生命。

2009年2月8日，农历正月十四，元宵节的前一天。下课后，黄老师发现手机上有一个未接来电，是女儿远远同窗六年的闺中密友从西安打来的。黄老师打过去询问缘由，对方说远远出事了。

远远是黄老师的女儿，2008年9月赴荷兰留学，在阿姆斯特丹大学读经济学。出事了？她很疑惑，也很惶恐，女儿能出什么事？她不相信。中午，黄老师给中国驻荷兰大使馆打电话，但无人接听。整个下午，她始终心绪不宁。

远远从小喜爱体育、唱歌，还喜欢吹长笛和玩打击乐，成绩优异。中学时出访过新加坡、韩国、澳大利亚和新西兰。从小到大，女儿都没让黄老师操过太多心，学习优秀，兴趣广泛，生活自理能力也强。

"你不知道我这个女儿有多能干。情商高，朋友也多，性格开朗，处理事情冷静"。一说起女儿，黄老师的神情充满了自豪。"留学的事情也是她自己决定的，自己找的学校，还申请到奖学金，自己办签证、买机票"。

对于女儿的留学，黄老师还是有自己的想法。"她当时在南京航空航天大学念大一，我本来想让她在国内念完大学再出国的，但她坚持，我也只好尊重她的决定"。

黄老师亲自送女儿上的飞机。事后回忆起来，那天她穿了一身黑色的 T 恤。而平时，她最喜欢的是红色或是黄色等比较鲜亮颜色的衣服。

到荷兰后，远远曾写信说很喜欢就读的学校，生活很愉快，还教美国同学学中文。在短短不到半年的学习中，远远在学业上已表现得异常优秀，多项成绩在 9 分或以上，成为学校的优等生。

"她的个人博客上，也全是生活得不错、与朋友相处得很好之类的话，她从小就这样，总是报喜不报忧。"黄老师说。

下午 4 点，黄老师又一次拨打中国驻荷兰大使馆的电话，对方的答复是情况不明。

一个半小时后，她再度打电话询问，大使馆称正在调查。

2 月 9 日凌晨，大使馆确认了远远出事的消息，并让黄老师尽快办理出国手续，赶往荷兰处理丧事。除了号啕大哭之外，黄老师根本不知道该做些什么。她简直不敢相信，女儿那鲜活的生命真的永远"凋谢"了。

2 月 14 日，黄老师与远远的父亲乘飞机前往荷兰。11 个小时的行程，除了眼泪还是眼泪。

一下飞机，黄老师就问前来接机的大使馆工作人员，女儿在哪？当得知女儿被放置在阿姆斯特丹医学院的解剖室时，黄老师几乎晕倒过去。"她一个人躺在那里，该多孤单呀"。回忆那一刻，黄老师泪流满面。

黄老师甚至已经不记得自己是如何走进解剖室的。"看到女儿的遗体时，我已经瘫倒在地。"她哽咽着说，"女儿躺在白色的床单上，我突然想起当年我生下她时的情景。她呱呱落地时的哭声还在耳边，如今却已变得冰冷。"

据记者了解，2月8日，远远在写下三封分别给爸爸、妈妈和亲朋好友的遗书后，在宿舍内自尽。在警察局，黄老师看到了女儿的遗书。

"亲爱的妈妈：我知道我没有资格鼓励你要坚强，不要为我哭泣之类……我真的太太太累了，八年来一次次平定崩塌的心灵，而当它再一次崩塌时我又无能为力，只有咬牙忍受再寻找调整的机会，而现实的事务又被耽搁着，现实的美好被破坏着，我真的厌倦了……"

在遗书中，远远坦言自己受强迫症之扰已长达八年，痛苦不堪。

据专家介绍，强迫症属精神障碍性疾病，近年来在青少年中发病率极高，如不及时治疗，会导致精神抑郁以致自杀。

黄老师无论如何也没有想到，外表活泼开朗的女儿竟会背负如此大的痛苦，而她作为母亲竟没有丝毫察觉。

"现在回想起来，她上初中后一度变得沉默寡言，我还以为她是变文静了，没想到患上了心理疾病。孩子最后的时光，也是在异乡孤独地度过……"黄老师痛苦地回忆。

黄老师认为女儿太要强，事事要求完美。"在我们面前从来没有表露过失败的一面，展现给我们的只有微笑"。远远的意外身亡，让她的许多朋友吃惊不已。记者了解到，几乎所有跟远远有过接触的人，一致评价她平常开朗活泼，没有任何强迫症或是抑郁症的迹象。"积极向上，充满理想，倔强不服输。也许正是她这种对生命中完美的执着追求，让她把自己的一切永远留在了风车的故乡"。一位好友在纪念远远的文章中写道。

远远的一位好友在接受记者采访时表示，她们在遇到问题的时候，都会咨询远远的意见，而现在回想起来，远远甚少与她们分享自己的感受。而在远远结束自己的生命前，她跟好友曾同游西班牙、葡萄牙，她开始有迹象表现为不爱拍照，谨小慎微。

在遗书中，远远说曾想通过留学生活来减轻自己的症状，但却"没有成为救赎的灵药"。她还请求父母能够对强迫症人群进行研究，并且能够帮助其他的受害者。一向心思细密的远远甚至在一张给警察的纸条上，用英文写着：请不要救我。

2009年2月18日，远远的遗体在阿姆斯特丹火化。在处理完一些事务后，黄老师于2月24日乘飞机回国。

"我是用远远的书包将她的骨灰背回来的。上飞机的时候，我就对她说，远远呀，小时候我就是这样背着你上学，现在，妈妈又把你背回来了，我们一起回家吧"。

刚回国那段时间，黄老师根本不敢回家，一看到女儿的房间，就止不住地流泪，她在学校住了三个月。

5月4日是远远的生日，黄老师买了女儿最喜欢的食物还有鲜花去墓地。她说："在公交车上，眼泪就像断了线的珠子一样往下掉，怎么忍都忍不住，旁边的乘客还一直安慰我。我就一路哭到了墓地。"

那段时间，黄老师无时无刻不在思念女儿。"梦里全是她小时候的样子，穿着小棉袄，在床上翻来翻去，调皮起来不愿意穿袜子，甚至有时候我都能闻到她身上的奶香味"。

但是，黄老师坚强地走了出来。"不能改变的事情我必须接受，我只能改变自己能改变的"。

黄老师把全部的精力都投入到教学工作中，2010年她被评为特级教师。

为了满足女儿的遗愿，黄老师拿出10万元设立了"健心奖"，奖励那些从事心理工作的老师。与此同时，作为一名教育工作者，她开始反思。

女儿上幼儿园时，由于黄老师夫妻俩工作较忙，于是将她送去寄宿学校。"如今来看，当时对她太残忍了，那么小的年龄，正是在父母身边撒娇淘气的时候，却一个人孤单地住在学校"。她后悔地说："另外，我对女儿的关心过于物质化，而在精神上交流得太少，我对她的精神世界缺少了解，这也是中国大多数父母的问题所在。"她说，女儿曾经也和自己交流过感情上的问题，"但我是个粗线条的人，有时候大大咧咧，对这种事不太敏感"。她也坦言，在学习上，女儿也承受着一定的压力。"她学习成绩一直不错，我也没有对她有太高的要求，但是一旦考试没考好，我也会旁敲侧击地鞭策一下她"。现在

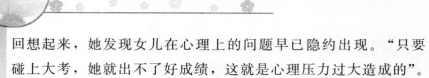

回想起来，她发现女儿在心理上的问题早已隐约出现。"只要碰上大考，她就出不了好成绩，这就是心理压力过大造成的"。

女儿的离世，让黄老师的教育理念发生了根本的变化。她说："我尝试让学生们更加快乐幸福，他们学业繁重，本来就很辛苦，我会和他们一起发泄苦闷，对家长来说，我想让他们知道，对孩子的评价不要太纠结于分数。"正是基于这一点，她特意选择在中考分数揭晓前一天，上了这堂特殊的生命课。

"我希望孩子和家长们对人生能有新的认识，考试成绩不是判断一个学生成功与否的标准，要懂得人生还有很多的风景"。"上这样一堂课，对我来说是一个艰难的选择，甚至直到上课前一天，我还在打退堂鼓"。7月4日，黄老师在接受记者采访时说。

两年前，黄老师正在担任初一（2）班英语老师，当得知女儿远远出事的消息后，她便赶往荷兰处理后事。"当时我带这个班不到一年，孩子们不知道我为什么突然消失了一段时间，感觉很疑惑，我一直没有告诉他们这件事，因为当时他们都还小，心智不够成熟。我当时就决定，等到他们初中毕业时，给他们一个交代"。

不仅仅是对学生的一个交代，也是在给自己一个交代。当黄老师开始筹备这堂生命课时，翻开女儿的一张张照片，她思绪万千，心痛不已。

对黄老师来说，这堂课的确难上，因为她要撕开那渐渐愈合的伤口，进入那历历在目的回忆，直面自己阵阵的痛苦。

在讲述自己的心路历程时，黄老师一度痛苦得不能自已，

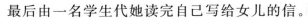

最后由一名学生代她读完自己写给女儿的信。

但是，痛苦显然并不是生命课的主题，黄老师有着更深的含意。她希望用自己的亲身经历向学生和家长们传递自己的教育理念。对学生，她说："我希望孩子们能够学会面对生命中的痛苦、挫折、不幸，无论遇到什么事情，都要珍惜生命，生命只有一次，只要活着，就有希望。"

对家长，黄老师说："家长们请学会欣赏子女，看到他们的独特之处，给孩子充分的信任和鼓励，尽可能地陪伴孩子成长的每一步。"

谈及自己的教育感受，黄老师说，如果女儿在世，一定会让她按自己的兴趣生活，绝不给她压力。"只要她能自食其力，做一个对社会没有危害的人，我就满足了。只可惜，生命不能从头再来"。

一位初三（2）班的学生家长，给她发来的短信中写道："您是学生们的恩师，更是她们的母亲。当姹紫嫣红的时候，这满园的桃李都不会忘记向您致敬。"但黄老师说，这堂生命课，她只能上一次。"这是第一次，也是最后一次"。

这个真实的故事，实在让人感慨颇多！故事中的远远患有严重的焦虑症，最终引发抑郁，造成自杀悲剧。而强迫症属于焦虑障碍的范畴，许多饱受强迫症状折磨的患者，也可产生抑郁情绪。

远远生前曾请求她的父母，能够对强迫症人群进行研究，并且能够帮助其他的受害者。而远远的母亲黄老师也提到过，在回国之后，她会在工作之余进行相关研究，甚至考虑开通一个热线，让抑郁症的孩子们可以有一个倾诉的机会。

尽管这个悲伤的故事中的小主人公的主要诊断是强迫症，但是包括强迫症在内的许多精神疾患在发病过程中，都让患者存在不同程度的抑郁体验，一部分患者还导致了自杀悲剧。

总之，抑郁离我们并不遥远！抑郁就在我们的身边！我们需要认识它，关注它，并以正确的态度对待它，以行之有效的方法战胜它！

第二章　中国历代话抑郁

　　中国医学源远流长，博大精深。从远古时代开始，人们就在生活实践中不断寻找治疗疾病的方法。对疾病的发病原因、治疗方法和药物研究，大多都被记录了下来。

　　中医学对抑郁症的认识有着悠久的历史，许多描述能够接近或满足现代医学有关抑郁症的诊断标准，部分干预措施和治疗方药，至今仍被临床医生广泛应用。"抑郁症"一词并非出自传统医学，中医称抑郁症为"郁证"。而传统医学对抑郁的不断探索研究，贯穿了祖国医学发展的历史长河。

第一节　历史文献对抑郁症的记载

　　在先秦两汉时期，中医学的基本理论已经形成。当时，还没有出现"郁证"这个病名。而在中国古代的文学、医学与哲学作品中，关于"忧""郁""忧郁""不乐"等的记载却十分丰富。

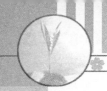

一、《左传》 关于"心病而卒"的记载

《左传》全称《春秋左氏传》，为儒家十三经之一。《左传》既是中国古代的史学名著，又是优秀的文学名著，是中国第一部叙事详细的编年史著作。相传，是春秋末年鲁国史官左丘明根据鲁国国史《春秋》编成，记述范围起自鲁隐公元年（前722年），迄于鲁哀公二十七年（前468年），主要记载了东周前期254年间各国政治、经济、军事、外交和文化等方面的重要事件和重要人物，是研究我国先秦与春秋时期历史的很有价值的文献。

《左传·襄公三年》中有这样一段记载：

> 三年春，楚子重伐吴，为简之师，克鸠兹（鸠兹：jiū zī，今安徽芜湖东南约四十里的水阳江南岸），至于衡山。使邓廖帅组甲（组甲：指甲衣，此处借指身穿组甲的士兵、军队）三百、被练（被练：pī liàn，我国古代徒兵披在甲外的练袍，借指披练袍的徒兵）三千以侵吴。吴人要而击之，获邓廖。其能免者，组甲八十、被练三百而已。子重归，既饮至，三日，吴人伐楚，取驾。驾，良邑（邑：指古代诸侯分给大夫的封地）也。邓廖，亦楚之良也。君子谓："子重于是役也，所获不如所亡。"楚人以是咎（咎：指怪罪，处分）子重。子重病之，遂遇心病而卒。

这个故事讲的是，鲁襄公三年（前570年）发生的鸠兹之战，这是吴国与楚国之间的一场战争。子重，姓芈（mǐ），名婴齐，字子重，是楚穆王之子，楚庄王之弟，春秋时期楚国的令尹。襄公三年时，楚国子重领兵讨伐吴国，首先攻克鸠兹，然后到达衡山。子重先行凯旋，酒宴庆祝胜利。子重想乘胜进击，彻底打败吴军，于是派遣部下邓廖率领组甲车兵三百人、被练步兵三千人继续攻打吴国。不料，吴军反攻，大败楚军，俘获了邓廖，楚军只剩下组甲车兵八十人、被练步兵三百人逃回楚国。三日后，吴军继续讨伐楚国，取得了不少楚国良好的驾地（驾地：指好的城邑）。于是，楚人纷纷责备子重，子重闷闷不乐，心忧重重，最终患"心病"而亡。这里所说的"心病"，其实就是指抑郁之类的精神疾患。

二、《内经》关于五郁与忧及情志的论述

《黄帝内经》又称《内经》，是中国现存最早的医学典籍之一，也是中国传统医学四大经典之首。相传，该书为黄帝所作，因以为名，分为《灵枢》和《素问》两部分。该书在黄老道家理论上，建立了中医学上的"阴阳五行学说""藏象学说""病因学说""养生学说""药物治疗学说""经络治疗学说"等。从整体观上来论述医学，呈现了自然—生物—心理—社会这一"整体医学模式"，是迄今为止在中国影响最大的一部医学著作，被称为医之始祖。

该书有大量的关于"五郁"的论述。《黄帝内经·素问·六元正纪大论》记载："木郁达之，火郁发之，土郁夺之，金郁泄之，水郁折之。"后世将木郁、火郁、土郁、金郁、水郁

称为五郁。五郁是五种郁证的总称。木郁达之，是指肝气郁结的病证，用疏肝畅达的方法治疗。火郁发之，是指心火怫郁（怫郁：fú yù，指心情郁闷）之症，用因势利导的方法（如发汗、泄下等）治疗。土郁夺之，是指脾胃之气郁滞之症应予祛除，使湿邪不再壅滞中焦。金郁泄之，是指用宣肺、利小便的方法，治疗肺气不利所致咳嗽痰多、喘促鼻塞和水肿等症。水郁折之，是指水气郁阻的病证多在于肾，可用温肾利水法以调节制约，增强气化功能。其他如汗法、逐水法、利小便法等，也属水郁折之的范围。明代张介宾的《景岳全书·杂证谟》解释道：《内经》里所说的五郁，是指五行的变化，气血运行如有不和谐，就会产生五郁之病。此处的"五郁"与现在说的"抑郁症"还是有区别的。

《灵枢·阴阳二十五人》中提出：木形的人，属于木音中的上角，就像东方的苍帝一样。这样的人，皮肤呈现苍色，头小面长，肩背宽大，身直，手足小，多有才能，多劳心思虑，体力不强，多忧愁事物。这样的人对于时令，能耐受住春夏的温热，却不能耐受秋冬的寒冷，在秋冬季节容易感邪而生病。这里不仅提出了"木形"体质的人易发生"忧"的情绪（即抑郁情绪），还提出秋冬季是本病的高发季节，与现代认为抑郁症具有性格特征、好发于秋冬季（尤其是季节性情感障碍，如悲秋）的认识相一致。此处论述了木形之人易产生抑郁症状。阴阳和平之人则不易。《内经》提示我们，先天禀赋与抑郁具有相关性。

《内经》中多次提到了"忧"，其描述往往都与抑郁情绪相

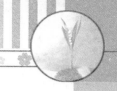

关，主要有以下几个方面。

一是隔塞闭绝，则生暴忧之病。《素问·通评虚实论》曰："隔塞闭绝，上下不通，则暴忧之病也。"暴是指强大而突然来的，又猛又急或暴怒的。忧是指忧愁，忧虑。隔噎就会气闭不行，上下不通，那是暴怒或忧虑所引起的病。"膈"即为噎膈之简称。噎膈是指食物吞咽受阻，或食入即吐的一种疾病。多见于高龄男性。噎与膈有轻重之分，噎是吞咽之时，哽噎不顺，食物哽噎而下；膈是胸膈阻塞，食物下咽即吐。噎可单独出现，是膈的前驱症状，而膈常由噎发展而成，临床常噎膈并称。现代医学中的食管炎、食管狭窄、食管溃疡及贲门痉挛等疾病均属本病范畴。《内经》明确指出了"膈"的发病与大肠、小肠、膀胱有关，而强大与突然出现的精神因素（即暴忧）对本病的影响甚大。

二是悲哀愁忧，则易生抑郁。《灵枢·口问》记载："心者，五藏（脏）六府（腑）之主也。故悲哀愁忧则心动，心动则五藏（脏）六府（腑）皆摇。"意思是说，心是五脏六腑的主宰。所以，悲伤、哀怨、愁苦、忧伤的情绪都会牵动心神，心神不安就会使五脏六腑受影响。如果工作量过大，会让人在短时间内产生疲乏感。稍作休息，体力就能有所恢复。对于都市人来说，则更需要调摄心志，控制情绪，保持良好的心态。七情中的喜怒、悲哀、愁思、忧虑等，均能让人"心动"。比如，思伤脾：思虑过度会影响脾的运化功能，容易产生消化不良，常常会出现食欲减退，脘腹胀满，大便溏稀，甚至消瘦等。再比如，悲伤肺：肺主气，过度的悲哀，耗伤肺气，可以出现咳嗽、气促等症状。过度悲忧，可使肺气抑郁，意志消沉，肺气耗伤。日久还会表现在某些精神因素所致的皮肤病上，如荨麻疹、斑秃、牛皮癣等。由此可见，七情六欲过度容易折磨人的精神，并对人的脏腑功能产生影响。所以，中医在治疗抑郁的过程中，应该高度重视心主神明的作用，因为心气衰、神不足者最容易抑郁。养生保健首先要养心，欲治身病，先治心病。《灵书·寿夭刚柔》曰："忧恐忿怒伤气，气伤脏，乃病藏。"忿（fèn，怨恨），指心绪散乱。如果忿的状态持续到一定程度就上升为怒。换言之，忿是怒的初级状态，怒是忿的极端状态。意思是说，忧恐忿怒等情志刺激，必然影响体内气机的运行。气机活动失调，就会五脏不和，致使五脏发病。

三是五脏情志不节发生的疾病。《灵枢·本神》云：恐惧和思虑太过能损伤心神，神伤而恐惧的情绪时时流露于外。因悲哀太甚，内伤肝脏，能使正气耗竭以致绝灭而死亡。喜乐过度，使神气涣散而不守。忧愁太甚，使气机闭塞不通。大怒以后，使神志昏迷。恐惧太甚，使神气散失而不收。心因恐惧和思虑太过而伤及所藏之神，神伤便会时时恐惧，不能自主，久而大肉瘦削，皮毛憔悴，气色枯夭，死亡在冬季。脾因忧愁不解而伤及所藏之意，意伤便会胸膈烦闷，手足无力，皮毛憔悴，气色枯夭，死亡在春季。肝因悲哀太过而伤及所藏的魂，魂伤便会狂妄而不能精明，举动失常，同时使人前阴萎缩，筋脉拘挛，两胁不能舒张，皮毛憔悴，气色枯夭，死亡在秋季。肺因喜乐太过而伤及所藏的魄。魄伤便会形成癫狂，语无伦次，皮毛肌肤憔悴，气色枯夭，死亡在夏季。肾因大怒不止而伤及所藏的志，志伤便会记忆力衰退，腰脊不能俯仰转动，皮毛憔悴，气色枯夭，死亡在夏季。又因恐惧不解而伤精，精伤则骨节酸软痿弱，四肢发冷，精液时时外流。所以说，五脏主藏精，不能损伤，伤则所藏之精失守而为阴不足，阴不足则正气的化源断绝，人无正气则死。《内经》上叙述了各脏因情志不节的影响所发生的病症，指出要根据虚实的不同证候进行调治。那个时代，人们就意识到了心理疾病与躯体疾病之间存在着密切的联系。在古人看来，心理疾病可以看作躯体疾病的诱发因素和前期阶段。而不同的精神疾患还能够导致不同的躯体疾患，并且对人体都可以产生致命的危险，他们把躯体与心理整合为一体，既注重躯体症状的辨证论治，又注重心理上的病因治疗。

四是突然抑郁或愤怒引发的疾病。《灵枢·忧恚无言》记载：黄帝问少师道：有人由于突然忧郁或愤怒，引起张口说话但不能发音，是人体内哪一条通道阻塞了？又是哪种气机阻碍着，才导致不能发声？希望听一听其中的道理。之后的文字主要论述了因情志所致失音证的病因、机制和治疗方法，并具体说明了取天突穴针刺是治疗一时陡失音证的有效手段。

五是有的疾病可伴发抑郁。《灵枢·厥病》记载：风痹（风痹：是指肢体、关节等处疼痛、酸楚等）这类疾病，发展到严重的阶段，甚至到了不可治疗的情况下，有时像足踏冰块一样寒冷，有时又像双足浸泡在滚烫的汤水中一样。下肢的严重病变向体内浸淫发展，就会出现心烦、头痛、呕吐、满闷的症状，还有目眩之后马上出汗，时间长了目眩更甚；情绪波动，有时悲伤，有时喜悦，有时恐惧，有时气短、心中不悦。这样发展下去，不出三年，就会死亡。这里不仅提出了抑郁情绪可伴发于"风痱"病，还提出了"不出三年死"的观点。此处提示其他疾病可伴发抑郁，伴发抑郁者多预后不良。这与现代有关继发性抑郁的研究结果相一致。《内经》时代的医家已经认识到了抑郁情绪对人的危害。《素问·宣明五气篇》云：虚实的发生，是由于气血的相互并聚，气为阳，血为阴，气血相互并聚，就必然产生偏盛偏衰，使阴阳失去协调而有所偏倾。肺主气，能辅助心君主血主神。肺的精气充足，心主血脉，心主神明的功能也能得助而正常，则气血通利，神和志达，而有"喜"的神态；若肺的精气虚弱，精气皆并于肺，则心君失于辅助，易引起心气虚弱。

六是脏腑亏虚是抑郁的内因。《灵枢·本神》曰："肝气虚则恐，实则怒；心气虚则悲，实则笑不休。"意思是说，肝气虚，人就容易受到惊吓；肝气实，就容易发怒。心气虚，就会感到悲伤，心情抑郁；心气实，则人常常笑呵呵的。在中医学理论中，心有主神明的功能。人的情志活动，除了为心所主宰外，还与肝的疏泄功能有着密切的关系。肝的疏泄功能正常，气机调畅，方能保持精神乐观，心情舒畅，气血和平，五脏协调。相反，如果肝主疏泄功能发生障碍，人体气机阻滞不畅，也会导致精神情志活动的异常，人体除了出现胸胁、两乳的胀闷疼痛，还可以出现郁郁寡欢，闷闷不乐，情绪低沉，多疑善虑等病理现象，中医称之为肝郁，或肝气郁结。另外，如果肝的疏泄功能太过，情志亢奋，可以出现头晕，头痛，面红目赤，急躁易怒，口苦，耳鸣，甚则不能卧寐等症状，中医称之为肝火亢盛。此外，肝调节情志与肝藏血密切相关。肝藏血，血舍魂，肝血充足，肝体得到肝血的滋养，则疏泄功能正常，才能很好地调节情志活动。若肝血亏损，则出现种种情志活动异常的病症，如虚烦多梦，易惊善恐等。还可引起情志的异常。反之，也可因外界七情的刺激，特别是郁怒，或在长久反复的不良刺激下，引起肝的疏泄功能失常，产生肝气郁结或气滞血瘀的病理变化。因此，中医学又有肝喜条达而恶抑郁、暴怒则伤肝的说法。此处提出了脏腑亏虚是抑郁情绪发生的内在因素，这与现代医学对导致抑郁症发生的病因的认识具有一定的相似之处。

《素问·阴阳应象大论》则第一次系统地阐述了利用情志相胜心理疗法治愈疾病的基本原理："怒伤肝，悲胜怒""喜伤心，恐胜喜""思伤脾，怒胜思""忧伤肺，喜胜忧""恐伤肾，思胜恐"。这已成为中医精神治疗的原则之一。《内经》认为，忧郁情绪影响的脏腑主要是肺，但对《内经》现存的记载进行更加详细的考察之后不难发现，"忧"所影响的范围不仅仅是"肺"，还可影响心、肝、脾等脏腑系统，并格外强调忧郁情绪对人体的影响。

综上所述，《黄帝内经》中的"五郁"理论，是指五行的变化所引发的五郁之病，是一个与后世郁证理论完全不同的知识体系。早在《内经》时代，医家们已经清楚地认识到，人的机体及心理活动与外界有着密切的联系。悲、忧、愁、思等情志失和，皆可导致人体气机不畅，脏腑不守，功能失常，继而发为疾病。而身体的疾患，引发脏腑功能失调，同样可以导致抑郁情绪的产生。《内经》不仅详于说理，还根据"五行相胜"理论提出了"喜胜悲"的治疗方法，为后世运用心理学方法治疗抑郁症奠定了理论基础。

三、诸子百家对忧的论述

1. 荀子认为，情绪可以影响认知能力。《荀子·正名》记载："心忧恐，则口衔刍豢（衔：指含着；刍豢：chú huàn，指牛、羊、猪、狗等牲畜，泛指肉类食品）而不知其味，耳听钟鼓而不知其声，目视黼黻（黼黻：fǔ fú，泛指礼服上所绣的华美花纹）而不知其状，轻暖平簟（簟：diàn，即蕲竹所制竹席）而体不知其安。"意思是说，如果内心忧虑恐惧，即使嘴里含着肉也不知道它的美味；耳朵听着钟鼓声也不知道它的悦耳之处；眼睛看着锦绣花纹也察觉不到它的形状；穿着轻软暖和的衣服坐在竹席上也感觉不到舒适。通过以上描述，我们可以了解到当时的人们，已经认识到情绪对人生理和心理所产生的重大影响。

2. 管子认为，名利之欲可激发忧虑之情。《管子·白心》曰："思索精者明益衰，德行修者王道狭，卧（卧：睡倒，这里引申为拥有）名利者忧生危，知周于六合之内（六合之内：天地及东南西北，指天下）者，吾知生之有为阻也。持而满之，乃其殆（殆：指危险）也。名满于天下，不若其已（已：止，指罢手）也。名进而身退，天之道也。满盛之国，不可以仕任（仕任：指当官）；满盛之家，不可以嫁子；骄倨傲暴之人，不可与交。"意思是说，反复思考探索的人明智不足；德行修养的人王道狭窄，拥有名利的人有生命危险的忧虑，智慧遍及天地四方的人，他的生机就要受到阻碍了。骄傲自满是非常危险的表现。名满天下的，不如早些罢手。因为名进而身退，才合于天道。极盛的国度，不可给它当官；极盛的家族，不可同其结亲；骄倨傲暴之人，不可同他交朋友。以上说明了名利之欲能激发忧虑之情。

3. 庄子认为，平易恬淡，逍遥无忧。《庄子·刻意》有云："平易恬淡，则忧患不能入，邪气不能袭，故其德全而神不亏。"意思是说，性情温和宁静，那么忧患就不能侵入，邪气就不能袭扰，因此其道德完美而精神也不会受损害。

又云："心不忧乐，德之至也；一而不变，静之至也；无所于忤（忤：wǔ，指抵触，不顺从），虚之至也；不与物交，淡之至也；无所于逆，粹（粹：原指极端纯净的米，引申为纯美，精美）之至也。"意思是说，内心不忧不乐，是德行的最高境界；持守专一而没有变化，是寂静的最高境界；不与任何外物相抵触，是虚豁的最高境界；不跟外物交往，是恬淡的最高境界；不与任何事物相违逆，是精粹的最高境界。而这种平易恬淡，不热衷于名利，逍遥无忧的人生态度，正是庄子的一生追求。

4. 韩非子认为，欲利甚于忧，忧则疾生。《韩非子·解老》曰："欲利甚于忧，忧则疾生，疾生而智慧衰，智慧衰则失度量（度量：此处指行为准则），失度量则妄举动，妄举动则祸害至。祸害至而疾婴（婴：此指缠绕）内，疾婴内则痛祸薄

（薄：指迫近，靠近）外，痛祸薄外则苦痛杂于肠胃之间，苦痛杂于肠胃之间则伤人也憯（憯：cǎn，同"惨"，指万分悲怜，凄惨），憯则退而自咎（自咎：指自责，归罪于己），退而自咎也生于欲利，故曰：'咎莫憯于欲利。'"意思是说，贪利比忧愁更厉害。忧愁就得病，得病就智力减退；智力减退就失去准则，失去准则就胡乱行事；胡乱行事，祸害就降临；祸害降临，疾病就缠绕内心；疾病缠绕内心，病痛就向外侵扰；病痛向外侵扰，苦痛就聚集在肠胃之间；苦痛聚集在肠胃之间伤害人就惨痛，惨痛就退而自责，退而自责是由贪利产生的。所以说，咎莫惨于欲利。

5.《诗经》中记载，**"忧伤"可以引起疾病。**《诗·小雅·正月》有云："正月繁霜，我心忧伤。民之讹言（讹言：指虚假、谣传的话），亦孔之将（孔：甚，很；将：大，此处指谣言之盛）。念我独兮，忧心京京（京京：忧愁无法排解的样子）。哀我小心（小心：有惴惴不安，危惧戒惕的样子），癙忧以痒（癙：shǔ，指忧闷；痒：指病）。"意思是说，正月时节繁霜降，霜降失时心忧伤。民心已乱谣言起，谣言传播遍四方。独我一人愁当世，忧思不去萦绕长。可怜担惊又受怕，忧思成疾病难当。

《诗·小雅·正月》又云："忧心惸惸（惸惸：qióng qióng，指忧思貌），念我无禄（无禄：指不幸）。民之无辜（无辜：指没有罪），并其臣仆。哀我人斯（哀：可怜），于何从禄？瞻乌爰止（乌：乌鸦；爰：yuán，犹'之'；止：栖止）？于谁之屋？"意思是说，郁郁不乐心里忧，想我没福能消受。平民百姓无罪过，也成奴仆居末流。可悲我们若亡国，利禄功名哪里求？看那乌鸦将止息，飞落谁家屋檐头？

以上两段文字，均描述了郁闷忧愁的样子，同时也告诉人们忧思可以引起疾病。

6. 鬼谷子认为，辩中忌辞包含了忧言。 在《鬼谷子·权篇第九》中记载："故曰辞言五：曰病、曰怨、曰忧、曰怒、曰喜。故曰病者感衰气而不神也，怨者肠绝而无主也，忧者闭塞而不泄也，怒者妄动而不治也，喜者宣散而无要也。"意思是，说辩中的忌辞（一说说辞）有五种，即病言、怨（一说恐）言、忧言、怒言、喜言。病言，即病态之言，就像人气力不足那样没有神气。怨言，即幽怨之言，就是哀怨断肠而没有主意的言辞。忧言，即忧郁之言，就像人愁思不通那样不畅达。怒言，即愤怒之言，就像人怒火攻心胡撞乱动那样没有条理。喜言，即喜悦之言，就像人得意忘形不知所为那样没有要点。这五种言辞，只有精通它的妙用的人，在特定场合才可以使用它，才可以发挥它的特殊作用而利于己方。由此判断，所谓病，怨（恐），忧，怒，喜，是辞令中的一种权谋，一种退一进二的权术。这里讲的是，游说有智慧的人，要靠博识多见的言辞。其中的忧言涉及了对忧郁的描述。

7.《楚辞》中的忧愁郁结。《楚辞·渔父》曰："屈原既放（既：已经），游于江潭，行吟泽畔，形色憔悴（形色：指脸色，此处形容形体容貌），形容枯槁。渔父见而问之曰：子非三闾大夫欤（三闾大夫：楚国官职名，屈原曾任此职）？何故至于斯！屈原曰：……举世皆浊我独清，众人皆醉我独醒，是以见放。"

屈原到了湘南以后，经常在汨罗江（今湖南省东北部）一带，边走边唱着伤心的诗歌。附近的庄稼人知道他是一位爱国大臣，都挺同情他。这时候，有一个经常在汨罗江上打鱼的渔父，很佩服屈原的为人，但不赞成他那愁闷的样子。有一天，屈原在江边遇见渔父。渔父对屈原说："您不是楚国的大夫吗？怎么会弄到这等地步呢？"屈原说："许多人都是肮脏的，只有我是个干净人；许多人都喝醉了，只有我还醒着。所以我被赶到这儿来了。"渔父不以为然地说："既然您觉得别人都是肮脏的，就不该自命清高；既然别人都喝醉了，那么您何必独自清醒呢！"屈原反对说："我听人说过，刚洗头的人总要把帽子弹弹，刚洗澡的人总是喜欢掸掸衣上的灰尘。我宁愿跳进江心，埋在鱼肚子里去，也不能拿自己干净的身子跳到污泥里，去染得一身脏。"

由于屈原不愿意随波逐流地活着，他心情极度苦闷，最后完全绝望。到了公元前278年五月初五那天，他终于抱着一块大石头，跳到汨罗江里自杀了。

《九歌·独思》中有云："心郁郁之忧思兮，独永叹呼增伤（增伤：指更加悲伤）。"意思是说，心里的忧愁万分郁结，孤独地唉声叹气不断悲伤。此处描述了思念成疾，终日郁郁寡欢的样子。

《九章·惜诵》中有云："心郁邑（郁邑：指心情苦闷）余侘傺（侘傺：chà chì，指因失意而神情恍惚的样子）兮，莫察余之中情（中情：同衷情）。"意思是说，我心中很郁闷，神情

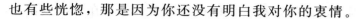

也有些恍惚，那是因为你还没有明白我对你的衷情。

屈原在他的作品里，生动形象地描述了抑郁忧思的状态，而其本人也因郁郁不得志而自杀身亡。

8. 宋玉的"悲秋"情结。 宋玉在《九辩》中写道："悲哉秋之为气也！草木摇落而变衰。憭栗兮若在远行（憭栗：liáo lì，指凄凉貌），登山临水兮送将归。"秋天本是农作物收获的季节，而宋玉却把秋天万木凋落与人的遭遇联系起来。宋玉当生在屈原之后，且出身寒微，在仕途上颇不得志。他失去官职，没有人同情，独自流浪，人过中年事业无成。所有不幸，仿佛都集中在诗中抒情主人公的身上。于是，这位贫困、孤独、哀怨的流浪者，眼目中秋天的景物，无不带上悲伤的颜色。

宋玉感叹秋气之可悲，是对夏的憧憬，是对楚国兴旺的回忆。"收恢台之孟夏兮（恢：大也；台：即胎也，言夏气大而育物也），然坎儯而深藏（坎儯：kǎn chì，指住在土窟里）……"意思是，夏季树木葱茏，花草繁茂，那种热烈而蒸蒸日上的景象，正如楚国"带甲百万，车千乘，骑万匹，栗之十年"的繁荣强盛之过去。然而好景不长秋风起，宋玉以无限的怀念之情回顾已逝的日子，缅怀强楚的风采。

宋玉之悲秋，不仅是贫士失职而志不平的哀怨，而且是代表着万千正直的文人忧国忧民的文化精神和忧患意识；宋玉之悲秋，不只是一曲在往复不已的悲秋旋律中低吟哀唱，绵绵忧伤中饱含着他对惨淡人生和衰败国度的怨愤；它不仅是一幅萧瑟的秋景，更是诗人自己沉重的对国家和民众的责任感和历史使命感。

正是因为诗人的这种文化精神和忧患意识存在于华夏民族的大文化之中，宋玉之奇才、宋玉之高洁、宋玉之悲壮才令历代文人大夫所赞叹、所颂扬。诗仙李白本想"大鹏一日同风起，扶摇直上九万里"。然而时运不济，最终落得"飞流直下三千尺，疑是银河落九天"。他由自己的身世联想到悲苦一生的宋玉，便感慨万千："宋玉事楚王，立身本高洁。巫山赋彩云，郢路歌白雪。举国莫能知，巴人皆卷舌。一惑登徒子，恩情遂中绝。"又说："昨夜巫山下，猿声梦里长。桃花飞绿水，三月下瞿塘。雨色风吹去，南行拂楚王。高丘怀宋玉，访古一沾裳。"这位至死不肯"摧眉折腰事权贵"的狂人，深深地为宋玉所折服。诗圣杜甫一生也是悲愁多病，报国无路，最后死在一叶扁舟上，此情此景与宋玉何等相似。他面对萧萧秋风，思念起先贤宋玉："摇落深知宋玉悲，风流儒雅亦吾师，怅望千秋一洒泪，萧条异代不同时。江山故宅空文藻，云雨荒台岂梦思。最是楚宫俱泯灭，舟人指点道今疑。"不管是宋玉的纵横才气，还是他的风流逸志，抑或他的儒雅气质，杜甫都奉为楷模称为老师而以尊崇。唐人薛涛诗中云："宋玉亭前悲暮秋，阳台路上雨初收。应缘此处人多别，松竹萧萧也带愁。"吴融《楚事》一诗中道："悲秋亦应抵伤春，屈宋当年并楚臣。何事从来好时节，只将惆怅付词人。"

9. 文挚用激怒法治疗忧郁症。文挚是战国时期宋国商丘人，他洞明医术，且兼有异术。

《吕氏春秋·至忠》记载：相传战国时期，齐闵王因疮疡之疾久久不愈，患了忧郁症，请宋国名医文挚前来诊治。文挚详细诊断后对太子说："大王的病一定可以治好，可是大王的病一旦治愈，他肯定要把我杀死的。"太子问："这是为什么呢？"文挚回答道："如果不用激怒的办法，大王的病就无法治愈。可是，如果激怒了大王，我一定会被杀死。太子听了恳求道："只要能治好父王的病，我和母后一定保证你的生命安全。请你不要有忧虑。"文挚推辞不过，只得应允，当即与太子约好看病的时间。结果第一次文挚没来；又约第二次，第二次也没来；又约第三次，第三次同样失约。齐闵王见文挚恭请不到，连续三次失约，非常恼怒，痛骂不止。过了几天文挚突然到来，礼也不见，鞋也不脱，就上到齐闵王的床铺上问疾看病，并且用粗野的话激怒齐闵王，齐闵王实在忍耐不住了，便起身大骂文挚，一怒一骂，郁闷一泻，齐闵王的忧郁症也好了。齐闵王的病虽然好了，可怒气未消，要活煮文挚。可惜，尽管太子和他的母后极力阻止齐闵王，却没有保住文挚的性命。正如文挚所预料，齐闵王还是把他杀了。

《吕氏春秋》所载"痈"，即疮疡之疾，在疮肿未成脓时，有的患者因正气虚弱，不能托毒外出者，进而又因其病而忧愁忧思者，可考虑运用激怒之法，起到振聋发聩、提升正气以助托毒外出，不令毒气郁结于内，有助于治愈疾病的作用。文挚根据中医情志治病的"怒胜思"的原理，采用激怒患者的治疗手段，治好了齐闵王的忧郁症，给中国医案史上留下了一个心理疗法的典型范例。

先秦时期，尽管还没有出现"郁证"这个病名，而且《黄帝内经》中的"五郁"理论也与现代医学中的抑郁症相去甚远，但许多医家对抑郁现象已有了细致观察，文人墨客也在诗文、哲学著作中对"忧""郁""忧郁""不乐"的状态有了大量详尽的描述。《内经》时代的医家们已经认识到，情志失和可导致人体脏腑功能失常，进而产生疾病；而人体脏腑功能失调，同样可以导致抑郁情绪的产生。《黄帝内经》运用"五行相胜"理论，提出了"喜胜悲"等情志疗法，为后世运用心理学方法治疗抑郁症奠定了基础。

第二节　两汉时期话抑郁

在汉代之前，就有《内经》《难经》等古典医药典籍。张仲景继承了《内经》等基本理论和丰富的医药知识，结合自己的临床实践，写成了《伤寒杂病论》。其贡献在于确立了中医学辨证论治的理论体系，为后世中医临床医学的发展，奠定了坚实的基础。东汉时期集结整理成书的《神农本草经》，将东汉以前零散的药学知识进行了系统总结，其中包含了许多具有科学价值的内容，被历代医家所珍视。作为中国第一部药物学专著，影响是极为深远的。

一、《神农本草经》对抗抑郁药物的记载

《神农本草经》又称《本草经》或《本经》，是中医四大经典著作之一。作为现存最早的中药学著作，约起源于神农氏，代代口耳相传，于东汉时期集结整理成书，是秦汉时期众多医

学家收集、总结、整理当时药物学经验成果编撰成的专著，是对中国中医药的系统总结。其中规定的大部分中药学理论、配伍规则和"七情和合"原则，在几千年的用药实践中发挥了巨大作用，是中医药理论发展的源头。

《神农本草经》全书分为三卷，载药 365 种，其中植物药 252 种，动物药 67 种，矿物药 46 种。根据药物的性能和使用目的分为上、中、下三品。上品 120 种，无毒，大多属于滋补强壮之品，如人参、甘草、地黄、大枣等，可以久服。中品 120 种，无毒或有毒，其中有的能补虚扶弱，如百合、当归、龙眼、鹿茸等；有的能祛邪抗病，如黄连、麻黄、白芷、黄芩等。下品 125 种，有毒者多，能祛邪破积，如大黄、乌头、甘遂、巴豆等，不可久服。这是我国药物学最早分类法，为历代所沿用。经过长期临床实践和现代科学研究，证明所载药物药效绝大部分是正确的。

《神农本草经》中还尝试了用药物干预抑郁情绪，如该书记载："伏翼……令人喜乐，媚好无忧；合欢，……主安五脏，利心志，令人献乐无忧。久服轻身明目得所欲"。

伏翼，又叫蝙蝠、天鼠、仙鼠、飞鼠、夜燕，灰黑色，有很薄的肉翅，它的翅膀与四只脚、尾月出来，十一、十二月藏在洞中。白天休息，晚上出来觅食，它喜欢吃蚊蚁。伏翼可入药，具有耳聪明目、轻身，使人肌肤润泽，精力旺盛，抗衰老，通淋利小便之功效。长期服用可欢畅情志。

合欢，又名红粉朴花、朱樱花、红绒球、绒花树、夜合欢、马缨花。豆科、合欢属植物，是落叶乔木，夏季开花，头状花序，合瓣花冠，雄蕊多条，淡红色。中医学认为，合欢除了可以治疗肺痈、跌打损伤、小儿撮口风、中风挛缩外，确有解郁安神之功效。唐末马缟（gǎo）作《中华古今注》曰："欲蠲（蠲：juān，指除去、驱出、去掉）人愤，赠之以青裳。青裳，合欢也。"三国魏·稽康《养生论》曰："合欢蠲怒，萱草忘忧。"合欢花、合欢皮均可入药。合欢花性味甘、平，含有合欢甙（dài），鞣质，解郁安神，理气开胃，活络止痛，用于心神不安、忧郁失眠。治郁结胸闷，失眠，健忘，风火眼，能安五脏，和心志，悦颜色，有较好的强身、镇静、安神、美容的作用，也是治疗神经衰弱的佳品。合欢皮是合欢的干燥树皮，多于夏秋季节剥取，晒干而成，其性味甘、平。有解郁、和血、宁心、消痈肿之功，亦有治心神不安、忧郁、失眠、肺痈、痈肿、瘰疬、筋骨折伤之效。西晋张华的志怪小说集《博物志》中记载："萱草，食之令人好欢乐，忘忧思，故曰忘忧草。"萱草别名众多，有"金针""黄花菜""忘忧草""宜男草""疗愁""鹿箭"，等等。

二、《伤寒杂病论》对脏躁与百合病的治疗

张仲景（150—219 年），名机，字仲景，东汉南阳涅阳县（今河南邓州）人。东汉末年著名医学家，被后人尊称为医圣。

张仲景广泛收集医方，写出了传世巨著《伤寒杂病论》。它确立的辨证论治是中医临床的基本原则，是中医的灵魂所在。在方剂学方面，《伤寒杂病论》创造了很多剂型，记载了大量有效的方剂。其所确立的六经辨证的治疗原则，受到历代

医学家的推崇。这是中国第一部从理论到实践、确立辨证论治法则的医学专著，是中国医学史上影响最大的著作之一，是后人研习中医的必备经典，深受医学生和临床医师的重视。

张仲景之后，《伤寒杂病论》的传播只能靠手抄，流传十分艰难。晋朝太医令王叔和，在偶然的机会中见到了这本书。该书已是断简残章，王叔和利用太医令的身份，全力搜集《伤寒杂病论》的各种抄本，找全了关于伤寒的部分并加以整理，命名为《伤寒论》。该书有 22 篇，记述了 397 条治法，载方113 首，总计 5 万余字。张仲景去世 800 年后的宋代，一个名叫王洙的翰林学士在翰林院的书库里发现了一本"蠹简"（即被虫蛀了的竹简）——《金匮玉函要略方论》。其部分内容与《伤寒论》相似，另一部分是论述杂病的。后来，名医林亿、孙奇等人奉朝廷之命校订《伤寒论》时，将之与《金匮玉函要略方论》对照，知为仲景所著，乃更名为《金匮要略》刊行于世，《金匮要略》共计 25 篇，载方 262 首。

"脏躁"一词最早见于《金匮要略·妇人杂病》篇："妇人脏躁，喜悲伤欲哭，象如神灵所作，数欠伸，甘麦大枣汤主之。"脏躁是以精神情志异常为主的病证，可发生于妇女各个时期。与患者的体质因素关系密切，易发于阴液不足之体，临床以虚证多见。本病与经行情志异常有相似之处，但后者主要在于伴随月经周期性发作。张仲景在《金匮要略》中还区分了妊娠期、产后期和更年期的情绪异常。妇女精神忧郁，烦躁不宁，无故悲泣，哭笑无常，喜怒无定，呵欠频作，不能自控者，称脏躁。若发生于妊娠期，称"孕悲"；发生在产后期，

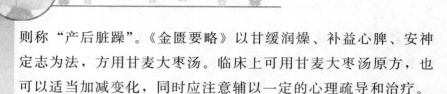

则称"产后脏躁"。《金匮要略》以甘缓润燥、补益心脾、安神定志为法，方用甘麦大枣汤。临床上可用甘麦大枣汤原方，也可以适当加减变化，同时应注意辅以一定的心理疏导和治疗。

梅核气（中医病症名），指因情志不遂，肝气瘀滞，痰气互结，停聚于咽所致，以咽中似有梅核阻塞、咳之不出、咽之不下、时发时止为主要表现的疾病。在现代医学中称之为咽异感症，又常被诊为咽部神经官能症或称咽癔症、癔球。该病多发于青中年人，以女性居多。部分抑郁症患者也能见到类似症状。"梅核气"一名首见于宋代《南阳活人书》，有关病证记载最早却见于战国晚期的《灵枢·邪气脏腑病形篇》，其曰："心脉大甚为喉营。"意思是，喉间有物。张仲景在《金匮要略》中描述了妇人"咽中如有炙脔"的症状及治疗，方用半夏厚朴汤：半夏、茯苓各12克，厚朴9克，生姜15克，苏叶6克。该方一直沿用至今。

"百合病"见于《金匮要略·百合狐惑阴阳毒病脉证并治》，是一种以神志恍惚、精神不定为主要表现的情志病。因其治疗以百合为主药，故名百合病。"百合病"中提及了"意欲食复不能食，常默然，欲卧不能卧，欲行不能行，饮食或有美时，或有不用闻食臭时，如寒无寒，如热无热，口苦，小便赤，诸药不能治，得药则剧吐利，如有神灵者，身形如和，其脉微数"。这些症状与抑郁症的症状有一定相似之处，如"喜悲伤欲哭""不能食""常默然""不能卧""不能行"等。但从"象如神灵所作""意欲食""欲行""饮食或有美时，或有不用闻食臭"看，这种情绪具有易变性和戏剧性，患者的主观意志并无减退，与"癔症"或"癔症人格"可能有一定的关系，与抑郁症不一定有关。因为抑郁症的症状是显著而持久的（持续时间至少两周）。

张仲景《伤寒论》记载："昼日烦躁不得眠，夜而安静，不呕不渴，无表证，脉沉而微，身无大热者，干姜附子汤主之。"这种描述与抑郁症的晨轻暮重现象十分相似。

三、《淮南子》视情志为致病因素

《淮南子》，又名《淮南鸿烈》或《刘安子》，是西汉皇族淮南王刘安及其门客集体编写的一部哲学著作，属道家作品。刘安的父亲刘长是汉高祖的庶子，封为淮南王，刘安作为长子承袭父爵，故亦称淮南王。刘安撰写《淮南子》的目的，是针对初登基的汉武帝刘彻，反对他所推行的政治改革。

该书在继承先秦道家思想的基础上，糅合了阴阳家、墨家、法家和一部分儒家思想，但主要宗旨属于道家。为什么又名"淮南鸿烈"呢？"鸿"是广大的意思，"烈"是光明的意思。作者认为此书如道一样，包括了广大而光明的通理。

《淮南子》推究疾病发生的缘由，认为情志变化、地理环境对人体影响极大，是致病的重要因素。如《精神训》《原道训》均指出："大怒破阴，大喜坠阳……薄云发，惊怖为狂，忧悲多恚（恚：huì，指怨恨，愤怒），病乃成积。"意思是，情志过极，积而成病。这与《黄帝内经》中"暴怒伤阴，暴喜伤阳"的观点是相同的。这种病因认识对后世临床及情志致病的治疗，有积极的指导意义。

《淮南子·诠言训》记载："心有忧者，筐床（古代方形坐具）衽席，弗能安也，菰饭刍牛（菰：gū，菰米；刍：chú，指喂牲畜的草，此指食草的牛羊），弗能甘也，琴瑟鸣竽，弗能乐也。患解忧除，然后食甘寝宁，居安游乐。由是观之，生有以乐也，死有以哀也。今务益性之所不能乐，而以害性之所以乐，故虽富有天下，贵为天子，而不免为哀之人。"意思是说，心里有忧愁的人，即使有安适的床榻、松软的垫席，也不能让他安睡；即使有菰米饭牛羊肉吃，也不能使他感到甘甜；即使有琴瑟竽的吹奏也不能使他快乐。而一旦内心的忧愁消除，就吃得香甜、睡得安稳、住得舒适、玩得快乐了。由此看来，活着有它的乐趣，死去有它的哀伤。现在有些人致力于增加人本性所不乐意的东西，而损害了本性快乐的东西，因此即使富有得拥有天下，尊贵到做了天子，但还是免不了成为悲哀的人。

四、经典案例：贾谊因抑郁而早逝

贾谊（前200—前168年），洛阳（今河南洛阳东）人，是西汉初年著名的政论家、文学家，世称贾生。贾谊少有才名，师从荀况的学生张苍。18岁时，以善文为郡人所称。河南郡守吴公将其招致门下，对他非常器重。在贾谊辅佐下，吴公治理河南郡，成绩卓著，社会安定，时评天下第一。汉文帝登基，听闻河南郡治理有方，擢升河南郡守为廷尉，吴公因势举荐贾谊。汉文帝征召贾谊，委以博士之职，当时贾谊21岁，在所聘博士中年纪最轻。出任博士期间，每逢皇帝出题让讨论时，贾谊每每有精辟见解，应答如流，获得同侪的一致赞许，汉文帝非常欣赏，破格提拔，一年之内便升任为太中大夫，开始为汉文帝出谋献策。

文帝时贾谊任博士，升迁为太中大夫，然而却受到大臣周勃、灌婴等人的嫉妒与排挤。汉文帝亦逐渐疏远贾谊，不再采纳他的意见，又谪为长沙王太傅，故后世亦称贾长沙、贾太傅。长沙地处南方，离京师长安有数千里之遥。贾谊因贬离京，长途跋涉，途经湘江时，写下《吊屈原赋》凭吊屈原，并借此文抒发自己的怨愤之情。

贾谊做长沙王太傅的第三年，有一只鹏（fú）鸟飞入房间，停在座位的旁边。鹏鸟像猫头鹰，当时被视为不吉祥之鸟。贾谊被贬居长沙，常常独自哀伤，以为寿命不长，如今鹏鸟进宅，更使他伤感不已，于是作《鹏鸟赋》，抒发忧愤不平的情绪，并以老庄的齐生死等祸福思想自我解脱。全赋情理交融，文笔潇洒，格调深沉。作者因物兴感，由感生理，由理见情；且笔力劲健，一气呵成。

汉文帝十一年（前169年），贾谊32岁，被召回长安。贾谊这次回到长安，朝廷人事已有很大变化，但文帝还是没有对贾谊委以重任，只让其做了梁怀王太傅。不久，梁王刘揖坠马而死，贾谊感到自己身为太傅，没有尽到责任，深深自责，经常哭泣，心情十分忧郁。汉文帝十二年（前168年），贾谊在忧郁中死去，年仅33岁。

虽然屈原、贾谊不是同时代人，但是二人的遭遇有不少相同之处。他们都是才高气盛，又都是因忠被贬，在政治上都不得志，在文学上又都成就卓著。司马迁对屈原、贾谊都寄予同情，在《史记》中为二人写了一篇合传《屈原贾生列传》，后世因此把贾谊与屈原并称为"屈贾"。

两汉时期，医学领域取得了辉煌成果。现存最早的中药学著作《神农本草经》中就有对干预情绪药物的记载。医圣张仲景在《伤寒杂病论》中对脏躁、梅核气及百合病的治疗方法，对后世治疗抑郁症有一定的启发。

第三节　魏晋至唐宋时期话抑郁

魏晋南北朝时期，王叔和《脉经》、皇甫谧《针灸甲乙经》和葛洪《肘后备急方》，以及陶弘景《本草经集注》等，都在中国医学史上起过重要作用。这一时期，医学家们不仅对《内经》《伤寒杂病论》《神农本草经》等中医典籍进行了整理研究，而且在中医理论、诊断学、病因学、针灸学、本草学、方剂学，以及临床各科实践等方面，取得了杰出成就，发展了中国传统医学体系，为隋唐时期中医学的兴盛奠定了基础。隋代《诸病源候论》探讨的是疾病的病因、病理、证候。唐代方书首推《千金方》，它是中国第一部临床各科诊疗大全。宋代非常重视编修医学书籍，如《太平圣惠方》《圣济总录》等。唐宋文化十分发达，涌现出大批文人墨客，他们用独特视角与流畅文笔，从文学的角度对抑郁症进行了描述与反思。

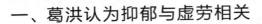

一、葛洪认为抑郁与虚劳相关

葛洪（284—364 年），字稚川，自号抱朴子，是东晋道教学者、著名炼丹家、医药学家，也是预防医学的介导者，晋丹阳郡句容（今江苏句容）人。三国方士葛玄之侄孙，世称小仙翁。他曾受封为关内侯，后隐居罗浮山炼丹。

葛洪出身江南士族。13 岁时丧父，家境渐贫。他常常用手分开杂乱的草木出门，推开杂草野树回家。家中曾经数次失火，收藏的经典著作都被焚毁了，他就背着书箱步行，不怕千里之远，借书抄写。他把卖掉木柴的钱用来买笔纸，常在深夜里燃火翻阅。在古代药物典籍里面，他所用的一张纸都要使用多次，旁人难以阅读它。这就是著名的"葛洪苦学"的故事。

葛洪的伯祖父葛玄曾师从炼丹家左慈学道，号葛仙公，以炼丹秘术传于弟子郑隐。葛洪约 16 岁时拜郑隐为师，因潜心向学，深得郑隐器重。郑隐的神仙、遁世思想对葛洪一生影响很大，自此有意归隐山林炼丹修道、著书立说。

葛洪对祖国的预防医学贡献卓著，著有《肘后备急方》（简称《肘后方》）。书中最早记载了一些传染病如天花、恙虫病的证候及诊治。"天行发斑疮"是全世界最早的有关天花的记载。《抱朴子》是其代表作，该书分内外两篇。内篇 20 卷，论述神仙方药、养生延年、禳邪却祸之事，总结晋代前的神仙方术，包含守一、行气、导引等，为医药学积累了宝贵的资料；外篇 50 卷，论述人间得失，世事臧否，阐明其社会政治观点。全书将神仙道教理论与儒家纲常名教相联系，开融合儒道两家哲学思想体系之先河。《抱朴子》的问世，对道教的发展产生了深远的影响。

抱朴是道教术语，源于《道德经》："见素抱朴，少私寡欲。"朴，指平真、自然、原始。抱朴即道家、道教思想中追求保守本真，怀抱纯朴，不萦物欲，不受自然和社会因素干扰。乡人因而称葛洪为抱朴之士，他遂以"抱朴子"为号。

《肘后方》被誉为中国第一部临床急救手册，书中收载了多种疾病，其中有很多是珍贵的医学资料，如对天花的症状、危险性、传染性的描述十分精确，是世界上最早的记载。书中提到了结核病的主要症状，提出了结核病"死后复传及旁人"的特性，还涉及肠结核、骨关节结核等多种疾病。书中还记载了被疯狗咬过后用疯狗的脑子涂在伤口上治疗的方法，虽然该方法作用并不显著，但是原理上还有可借鉴的地方。另外，对于流行病、传染病，书中更是提出了"疠气"的概念，认为这绝不是所谓的鬼神作祟，这种认识方法是十分有见地的。书中对于恙虫病、疥虫病之类的寄生虫病的描述，也是世界医学史上出现时间最早，叙述最准确的。

葛洪在《肘后方》中记载："凡男女因积劳虚损，或大病后不复，常四体沉滞（沉滞：指拘泥，黏滞，犹困阻），骨肉疼酸，吸吸少气（吸吸：病状名，指气息短少而不能接续状），行动喘惙（惙：chuò，指忧愁，衰弱，疲萎，憔悴的样子），或小腹拘急，腰背强痛，心中虚悸，咽干唇燥，面体少色，或饮食无味，阴阳废弱，悲忧惨戚，多卧少起。"意思是，人在长期劳累过度后会使身体虚损，大病之后长时间不能恢复，常常感到四肢沉重，筋骨皮肉疼痛酸软，气短，活动后气喘吁吁，十分衰弱。小腹拘挛难以屈伸，腰背强直疼痛，心中悸动不安，咽干唇燥，面色无华，或食欲缺乏，阴阳俱虚，悲伤忧愁，不愿起床等。这些描述与抑郁症的临床表现存在诸多的相似之处，而且说明了抑郁症与中医虚劳病具有密切的关系。

二、《南史》关于以画代医治疗抑郁的记载

《南史》是中国历代官修正史"二十四史"之一，为唐朝李延寿撰，采用纪传体，共80卷，含本纪10卷，列传70卷，上起宋武帝刘裕永初元年（420年），下迄陈后主陈叔宝祯明三年（589年），记载了南朝宋、齐、梁、陈四国170年史事。《南史》与《北史》为姊妹篇，是由李大师及其子李延寿两代人编撰完成的。

《南史》中记载了这样一则故事：

（刘）瑱（zhèn），字士温，绘弟也。少有行业，文藻、篆隶、丹青并为当世所称。时有荥阳毛惠远善画马，瑱善画妇人，并为当世第一。瑱妹为齐鄱阳王妃，伉俪甚笃。王为齐明帝所诛，妃追伤遂成痼疾，医所不疗。有陈郡殷蒨（qiàn）善画人面，与真不别，瑱令蒨画王形象，并图王平生所宠姬共照镜状，如欲偶寝。瑱乃密使媪奶示妃，妃视画仍唾之，因骂云"故宜其早死"。于是恩情即歇，病亦除差。此姬亦被废苦，因即以此画焚之。瑱仕齐，历尚书吏部

郎，义兴太守。先绘卒。

以上故事是说，南北朝时期，鄱阳王被齐明帝肖鸾杀害后，王妃悲痛欲绝，茶饭不思，精神恍惚。遍请名医，百般调治，终无一效。眼看患者卧床不起，奄奄待毙，她的哥哥刘瑱请名画家殷蒨作了一幅画，却使患者起死回生。画中描绘了鄱阳王生前和一位宠姬在镜前调笑，将欲同枕行乐的丑态。形象逼真，难辨虚实。王妃一见，从病床上陡然坐起，忧愁哀思的情绪一扫而空，怒气冲冲地指着画中的鄱阳王大骂。从此断绝了思夫之情，病也渐渐痊愈。

以上表明，妙画也可以治病。以画代医治疗抑郁，实际上是"怒胜思"等情志治病理论的扩展。

三、《诸病源候论》关于郁证的论述

《诸病源候论》又称《诸病源候总论》《巢氏病源》，古代中医学名著，共50卷，隋代巢元方等撰于大业六年（610年）。该书是我国医学史上第一部系统总结疾病病因、病理、证候的专著，对隋以后两代医学的发展都产生了巨大的影响，对中医学的发展有突出贡献，为历代医家所推重。该书总结了隋代以前的医学成就，对临床各科病证进行了搜求、征集、编纂，并予系统地分类。全书分为67门，载列证候论1739条，叙述了各种疾病的病因、病理、证候等，诸证之末多附导引法。《诸病源候论》内容丰富，包括内、外、妇、儿、五官、口齿、骨伤等科病证，对一些传染病、寄生虫病、外科手术等有不少精辟论述，对后世医学影响较大。书中关于肠吻合术、人工流产、拔牙等手术的记载，都是世界外科史的首创，充分反映了当时的外科手术已经达到一定水平。后来，《外台秘要》《太平圣惠方》等医著的病因、病理分析，大多依据此书。

作者巢元方是隋代著名医家，在隋大业年间（605—615年），医事活动频繁，任太医博士，业绩卓著。然而《隋书》无巢氏传记，仅宋代传奇小说《开河记》有一段关于巢氏的记载。说隋大业五年八月，开凿运河总管患风逆症，隋炀帝命太医令巢元方往视诊疗。虽然巢元方的生平事迹缺乏史料记载，但其对中华民族五千年文明的伟大贡献，却以他殚精竭虑主持编纂整理的中医病因学巨著《诸病源候论》而永垂史册。

《诸病源候论·气病诸候·结气候》中指出："结气病者，忧思所生也。心有所存，神有所止，气留而不行，故结于内。"意思是说，由于结气病始于肝失条达，疏泄失常，故以气机郁滞不畅为先。气郁则湿不化，湿郁则生痰，而致痰气郁结；气郁日久，由气及血而致血郁，又可进而化火等，但均以气机郁滞为病理基础。这段文字指出了忧思可致气滞郁结为病。

《诸病源候论·虚劳病诸候》中提到"五劳"，"五劳者，一曰志劳，二曰思劳，三曰心劳，四曰忧劳，五曰瘦劳"。据《说文解字》"劳，剧也"来推测，其中的"忧劳"可能就是抑郁心境。而"瘦劳"在《千金翼方》中作"疲劳"，现代有学者疑"瘦"为"瘐"（yǔ，瘐瘐，指忧郁病），指失志忧郁疾患。无论作何种解释，"瘦劳"均与《国际疾病分类法·第十版》（ICD-10）中规定的抑郁症典型症状——疲乏或精力不足（reduced energy）或抑郁情绪（depressed mood）相类似。

《诸病源候论·注病诸候·哭注候》中记载："人有因哭泣悲伤，情性感动，腑脏致虚，凶邪之气因入腹内，使人四肢沉重。其后若自哭及闻哭声，怅然不能自禁持，悲感不已，故谓之哭注。"这段文字非常形象地描述了抑郁情绪的临床表现，与现代医学中抑郁症的临床症状极其相似。

四、柳宗元的抑郁人生

柳宗元（773—819年），字子厚，河东人（今山西运城一带）人，唐宋八大家之一，唐代文学家、哲学家、散文家和思想家，世称"柳河东""河东先生"，因官终柳州刺史，又称"柳柳州"。柳宗元与韩愈并称为"韩柳"，与刘禹锡并称"刘柳"，与王维、孟浩然、韦应物并称"王孟韦柳"。柳宗元一生留诗文作品达600余篇，其文的成就大于诗。骈文有近百篇，散文论说性强，笔锋犀利，讽刺辛辣。游记写景状物，多所寄托，有《河东先生集》，代表作有《溪居》《江雪》《渔翁》等。

柳宗元幼年在长安度过，其祖上世代为官，他少有才名，早有大志。

入朝为官以后，柳宗元积极参与王叔文的政治革新，迁礼部员外郎。革新失败后，被贬邵州（今湖南邵阳）刺史，后加贬永州（今湖南零陵）司马。这时，他不仅怨愤满腔，而且命运十分凄惨。永州在古代是瘴疠之地，流行病、传染病多。老母去世，柳宗元却被迫不得离开贬谪之所送终和守孝。昔在长安时，妻子死后，柳宗元没有再娶，与一名坊间女子有了私生女名叫和娘,不知为何五岁才相认,带到永州,十岁上却夭折了。命中无子,亦是他的心病。

有一年祭奠祖先的时候,柳宗元跪向北方,号啕大哭,以头撞地。他在绝句《江雪》中写道:"千山鸟飞绝,万径人踪灭。孤舟蓑笠翁,独钓寒江雪。"而这首诗最能代表他平日里寂寥落寞的心情。

长期的贬谪生涯、生活上的困顿和精神上的折磨,使柳宗元的健康状况越来越坏。他向友人写信诉说:"心负重忧,不食自饱;写文章神智荒耗,前后遗忘,终不能成章。"柳宗元所描述的心情极度忧郁,食欲缺乏,写文章时神智荒耗,健忘等,与抑郁症的典型症状相一致;他说自己,听人高声说话,就心跳恐惧,这属于中医上的惊悸症状;他说自己,时寒时热,水火互至,这像是得了疟疾;他说自己,腹中结块,牙齿早脱,走路无力,登山须拄杖,这是未老先衰的样子。柳宗元在政治上的不得意和生活上的坎坷经历,加上疾病缠身的痛苦,让他一直郁郁寡欢。综观他的一生,悲伤成了主旋律。

柳宗元在著名的《小石潭记》中写道:"坐潭上,四面竹树环合,寂寥无人,凄神寒骨,悄怆幽邃。以其境过清,不可久居,乃记之而去。"柳宗元坐在潭边,四下里竹林和树木包围着,寂静没有旁人。使人感到心神凄凉,寒气透骨,幽静深远,弥漫着忧伤的气息。因为那种环境太过凄清,不能长时间停留,于是记录下就离开了此地。有人说《小石潭记》是"一首抑郁忧伤的古典乐曲"。这篇文章记叙了作者游玩的整个过程,以优美的语言描写了"小石潭"的景色,含蓄地抒发了作者被贬后无法排遣的忧伤凄苦的感情。全文对小石潭的整体感觉是：忧深冷寂，孤凄悲凉。

五、李贺的感叹与抑郁

李贺（791—817 年），字长吉，唐代河南福昌（今河南宜阳）人，家居福昌昌谷，后世称李昌谷，是唐宗室郑王李亮后裔。有"诗鬼"之称，是与"诗圣"杜甫、"诗仙"李白、"诗佛"王维相齐名的唐代著名诗人。又与李白、李商隐称为"唐代三李"，有《雁门太守行》《李凭箜篌引》等名篇，著有《昌谷集》。

李贺是中唐时期浪漫主义诗人，是中晚唐诗风转变期的代表之一。李贺的诗作，想象极为丰富，经常应用神话传说来托古寓今，所以，后人称他为"鬼才""诗鬼"，创作的诗文为"鬼仙之辞"。有"太白仙才，长吉鬼才"之说。他所写的诗大多是慨叹生不逢时和内心苦闷，抒发对理想、抱负的追求；对当时藩镇割据、宦官专权和人民所受的残酷剥削都有所反映。诗人留下了"黑云压城城欲摧""雄鸡一声天下白""天若有情天亦老"等千古佳句。

李贺出生在一个破落贵族之家，远祖是唐高祖李渊的叔父李亮（大郑王），属于唐宗室的远支，武则天执政时大量杀戮高祖子孙，到李贺父亲李晋肃时，早已世远名微，家道中落，隐沦昌谷。李贺对自己有李唐宗室高贵血统这一点十分自豪，在他的诗文里一再提起"唐诸王孙李长吉""宗孙不调为谁怜""为渴皇孙请曹植"。但实际上，他这个"宗室王孙"恐怕连大郑王房的嫡脉也不是，至少是家道早就衰落了。李贺未成年而丧父，家境穷困。由于衣食所迫，他的弟弟小小年纪就不得不远行谋生。

李贺从小才思聪颖，7岁能诗，15岁就誉满京华，与诗人李益齐名了。他18岁左右，即已诗名远播；21岁作《河南府试十二月乐词并闰月》，顺利通过河南会试。年底赴长安应进士举。但其竞争者嫉妒并毁谤他，说他父名晋肃，当避父讳，不得举进士。韩愈对此十分愤慨，曾为此作《讳辩》来论述此事，反对将"避讳"搞得太泛滥，并鼓励李贺应试。但无奈礼部官员昏庸草率，李贺虽然赴京，但却未能应试，不幸遭馋落第，终于无可奈何，只得愤离试院。

元和五年（810年），李贺21岁，韩愈调为河南令（河南府，治所洛阳），有诗《燕河南府秀才》曰："惟求文章写，不敢妒与争。"可能是感怀此前李贺的不幸遭遇，诚勉本届考生。李贺未能参加进士考试，当年回到昌谷。"我当二十不得意，一心愁谢如枯兰"，他只能用诗句表达愤懑。这次考试归来，他的须发全白，显然遭受了沉重打击。

大约因其为李唐宗室的后裔，又有韩愈为之推奖，元和六年（811年）五月，李贺又返回长安，经宗人推荐，考核后，父荫得官，任奉礼郎，从九品。这是一个具体执行宗庙祭祀礼仪的卑微小官。傲岸自尊的李贺将它视为奉箕帚的臣妾，感到屈辱，不到三年就告病辞官，再次离开长安。在京期间，李贺写了《李凭箜篌引》《听颖师弹琴》《赠陈商》《送沈亚之歌》等诗篇。《金铜仙人辞汉歌》，也可能是他告别长安之作。"牢落长安"长达三年，为官三年间，李贺亲身经历、耳闻目睹了许多事情，结交了一批志同道合的朋友，对当时社会状况有了深刻的认识。个人生活虽不如意，却创作了一系列反映现实、鞭挞黑暗的诗篇。李贺虽然此间心情"瞧悴如刍狗"，但增长了生活阅历，扩充了知识领域，在诗歌创作上大获丰收。清代文人姚文燮评价李贺的诗"深刺当世之弊，切中当世之隐"。他的大多数作品，就产生在这一时期。他在中唐诗坛乃至整个唐代文坛的杰出地位，主要是这一时期写下的近 60 首作品奠定的。

李贺一直怀才不遇，仕途失意，又疾病缠身。由于迁调无望，功名无成，哀愤孤激之思日深。加之妻子病卒，李贺忧郁病笃。此后，在潞州张彻的荐举下，做了三个年头的幕僚，为昭义军节度使郗士美的军队服务，帮办公文。元和十一年（816 年），因北方藩镇跋扈，分裂势力猖獗，郗士美讨叛无功，告病到洛阳休养，友人张彻也抽身回长安。李贺迁调无望，功名无成，无路可走，只得强撑病躯，回到昌谷故居，整理所存诗作，不久病卒，时年 27 岁。

长期的抑郁感伤，焦思苦吟的生活方式，让李贺在诗歌中善于用奇特的语言营造悲冷的氛围。他究竟因何种疾病而死，已经无从考证，但从他的怀才不遇和他诗中最多用的"鬼""泣""死""血"等字，说明他继承了《楚辞》的浪漫主义精神和艺术手法，又对汉魏六朝乐府、萧梁艳体诗、南北朝诗人鲍照、诗仙李白的诗多所汲取，搜奇猎艳，惨淡经营，以丰富的想象力和新颖诡异的语言，创造出神秘幽奇、色彩缤纷的艺术境界。清人王琦认为，李贺诗"其源实出自楚骚，步趋于汉魏古乐府"。可惜的是，他不幸而短命，留下的诗数量有限，内容也就显得单薄一些。而且他刻意标新立异，因而在创造了许多奇异警句的同时，也不免有晦涩和过于雕琢涂饰。

不难推测李贺很可能患有抑郁症，而抑郁症在促使他的死亡中起了很大的作用。

六、《太平惠民和剂局方》中的"抑郁"药方

《太平惠民和剂局方》为宋代太平惠民合剂局编写，初刊于 1078 年。本书是宋代大医局所属药局的一种成药处方配本。宋代曾多次增补修订刊行，而书名、卷次也有多次调整。全书共 10 卷，附指南总论 3 卷。分伤风、伤寒、一切气、痰饮、诸虚等 14 门，载方 788 首。所收方剂均是汉医中药方剂，记述了其主治、配伍及具体炮制法，是一部流传较广、影响较大的临床方书。书中有许多名方，如至宝丹、牛黄清心丸、苏合香丸、紫雪丹、四物汤、逍遥散等沿用至今。该书是从事中医临床、教学、科研，以及从事中药炮制、制剂、调剂研究工作的必读书籍之一，也是高等中医药院校师生学习中药学、方剂学的重要参考书籍之一。

菟丝子丸，为一种中药药方，在许多中医书籍如《鸡峰普济方》《普济方》《济生》等均有记载。《太平惠民和剂局方》中，"菟丝子丸"条是这样记载的：

菟丝子丸组成：菟丝子（酒浸）、泽泻、鹿茸

（去毛）、石龙芮（去土）、肉桂（去粗皮）、附子
（炮，去皮）各 30 克，石斛（去根）、熟干地黄、白
茯苓（去皮）、牛膝（酒浸）、续断、山茱萸、肉苁蓉
（酒浸）、防风（去苗）、杜仲（炒）、补骨脂（酒炒）、
荜澄茄、沉香、巴戟（去心）、茴香（炒）各 23 克，
五味子、桑螵蛸（酒浸）、川芎、覆盆子各 15 克。上
为细末，以酒煮面糊为丸，如梧桐子大。每服 20 丸，
空腹时用温酒或盐汤送下；如脚膝无力，木瓜汤下。

该方功能补肾阳，壮腰膝，固下元。主治：肾气虚损，元
阳不足。腰膝痿软少力，阳痿遗精，小便频数，或溺有余沥，
或腰欠温暖。

《太平惠民和剂局方》中"菟丝子丸"条下这样记载："肾
气虚损，五劳七伤，少腹拘急，四肢酸疼，面色黧黑，唇口干
燥，目暗耳鸣，心忪气短，夜梦惊恐，精神困倦，喜怒无常，
悲忧不乐，饮食无味，举动乏力，心腹胀满，脚膝痿缓，小便
滑数，房室不举。"这些表现完全满足抑郁症诊断的症状要求，
中医诊断则为郁证，证属肾气虚损，元阳不足。

七、李清照对抑郁情感的描写

李清照（1084—1155 年），号易安居士，齐州章丘（今山
东章丘）人。宋代（两宋之交）女词人，婉约词派代表，有
"千古第一才女"之称。

李清照出身于书香门第，早期生活优裕，家庭文学氛围十

分浓厚。他的父亲李格非是济南历下人，进士出身，苏轼的学生，官至提点刑狱、礼部员外郎，藏书甚富，善属文，工于辞章。母亲是状元王拱宸的孙女，很有文学修养。李清照从小耳濡目染，家学熏陶，加之聪慧颖悟，才华过人。少年时代随父亲生活于汴京，优雅的生活环境，特别是京都的繁华景象，激发了李清照的创作热情，除了作诗之外，开始在词坛上崭露头角，写出了为后世广为传诵的著名辞章《如梦令》："昨夜雨疏风骤，浓睡不消残酒。试问卷帘人，却道海棠依旧。知否，知否？应是绿肥红瘦。"小词借宿酒醒后询问花事的描写，曲折委婉地表达了词人的惜花伤春之情，语言清新，词意隽永。此词一问世，便轰动了整个京师。

李清照 18 岁那年，与时年 21 岁的太学生赵明诚在汴京成婚。新婚后的生活，虽然清贫，但安静和谐，高雅有趣，充满着幸福与欢乐。夫妇二人共同致力于书画金石的搜集整理。可惜好景不长，朝廷内部激烈的新旧党争把李家卷了进去。父亲李格非被罢官，只得携眷回到原籍明水。后来罪名竟株连到李清照身上。李清照与赵明诚这对原本恩爱的夫妻，不仅面临被拆散的危险，而且偌大的汴京，已经没有了李清照的立锥之地，不得不只身离京回到原籍，去投奔先行被遣归的家人。无情的政治灾难又降到了赵氏一家头上。李清照只好又随受牵连而丢官的赵氏一家回到在青州的私第，开始了屏居乡里的生活。25 岁的李清照，命其室曰"归来堂"，自号"易安居士"。夫妻屏居乡里十年，仰取俯拾，衣食有余，共同爱好收集古玩字画。

　　李清照 44 岁时，金人大举南侵，北宋朝廷崩溃。金兵入据中原时，流寓南方，境遇孤苦。不幸的是，45 岁时，丈夫病故。葬毕赵明诚，李清照大病一场。在几年的颠沛流离中，所余文物又散失大半。绍兴二年（1132 年），李清照到达杭州。图书文物散失殆尽造成的巨大痛苦，颠沛流离的逃亡生活给予的无情折磨，使李清照陷入伤痛百般、走投无路的绝境。孤独无依之中，再嫁张汝舟。张汝舟早就觊觎她的珍贵收藏。当婚后发现李清照家中并无多少财物时，便大失所望，随即不断口角，进而谩骂，甚至拳脚相加。张汝舟的野蛮行径，使李清照难以容忍。后发现张汝舟还有营私舞弊、虚报举数骗取官职的罪行。李清照便报官告发了张汝舟，并要求离婚。经查属实，张汝舟被免职发配到柳州。李清照虽被获准离婚，但宋代法律规定，妻告夫要判处三年徒刑，故亦身陷囹圄。后经翰林学士綦崇礼等亲友的大力营救，关押九日之后获释。

　　李清照一生没有子嗣，中年时丈夫病故，后错嫁歹人，又受到离婚和牢狱之苦。可以说在那个社会里，从生理到心理上基本没有什么正常人的世俗欢乐。总之她身体欠佳，时常出现头痛、神经衰弱、失眠和食欲缺乏等症状，并伴有情绪低落。"乍暖还寒时候，最难将息"，她越来越瘦了："人比黄花瘦""绿肥红瘦""新来瘦，非干病酒，不是悲秋"。李清照所作的词，前期多写其悠闲生活，后期多悲叹身世，情调感伤。

　　有人大胆猜测，李清照可能是个抑郁症患者，不仅因为她坎坷的人生经历，而且在她的多篇词中充分表达了她自己在孤独生活中浓重的忧郁哀愁情绪。如《武陵春》中写道："物是人非事事休，欲语泪先流。"作者感叹辗转漂泊、无家可归的悲惨身世，因为国破家亡和守寡生活而感到无比愁苦。《声声慢》中写道："寻寻觅觅，冷冷清清，凄凄惨惨戚戚！""这次第，怎一个愁字了得！"通过描写残秋所见、所闻、所感，抒发自己因国破家亡、天涯沦落而产生的孤寂落寞、悲凉愁苦的心绪，具有浓厚的时代色彩。她运用叠词，表达了自己难以克制、无法形容的哀愁。又如《清平乐》中云："今年海角天涯，萧萧两鬓生华。"李清照在这阕词中截取早年、中年、晚年三个不同时期赏梅的典型画面，深刻地表现了自己早年的欢乐、中年的悲戚、晚年的沦落，对自己一生的哀乐作了形象的概括与总结。词意含蓄蕴藉，感情悲切哀婉，以赏梅寄寓自己的今苦之感和永（永：同"咏"）国之忧，感慨深沉。《孤雁儿》中写道："藤床纸帐朝眠起，说不尽、无佳思。沉香断续玉炉寒，伴我情怀如水""小风疏雨萧萧地，又催下、千行泪。吹箫人去玉楼空，肠断与谁同倚？"这首词明为咏梅，暗为悼亡，寄托了词人对于朝廷南迁后不久，不幸病故的爱侣赵明诚的深挚感情和凄楚哀思。全词以景衬情，将环境描写与心理刻画融为一体，营造出一种孤寂凄婉的意境，取得了感人至深的艺术效果。李清照的后期作品，主要是抒发伤时念旧和怀乡悼亡的情感。表达了自己在孤独生活中的浓重哀愁，孤独，惆怅。这些情感都是在国破家亡、孤苦凄惨的生活基础上产生的，所以她的这部分词作正是对那个时代的苦难和个人不幸命运的艺术概括。

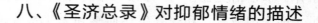

八、《圣济总录》对抑郁情绪的描述

《圣济总录》又名《政和圣济总录》，中医学重要著作之一，共200卷，由北宋末年政府主持医家编纂，内容系采辑历代医籍并征集民间验方和医家献方整理汇编而成。疾病包括内、外、妇、儿、五官、针灸、养生、杂治等，分为66门，每门之下再分若干病证。其所录方剂中，丸、散、膏、丹、酒剂等明显增加，充分反映了北宋时期医学发展的水平、学术思想倾向和成就。

在《圣济总录》肝脏门、心脏门、脾脏门、肺脏门、肾脏门中，有关抑郁情绪的描述内容见于肝虚、心虚、肾虚、肺虚中，并把抑郁情绪的病机归于肝气虚、心气虚、肺虚寒、肾劳虚冷等；在该书的虚劳门中，有关抑郁情绪的内容见于肝劳、心劳、脾劳、肾劳、虚劳少气、虚劳惊悸、虚劳脱营、筋极、肉极、精极中。

该书虚劳门曰："论曰虚劳之病，感五脏则为五劳，因七情则为七伤，劳伤之甚，身体疲极，则为六极。所谓七伤者，一曰，大饱伤脾，脾伤则善噫，欲卧面黄。二曰，大怒气逆伤肝，肝伤则少血目暗。三曰，强力举重，久坐湿地伤肾，肾伤则少精，腰背痛，厥逆下冷。四曰，形寒饮冷伤肺，肺伤则少气，咳嗽鼻鸣。五曰，忧愁思虑伤心，心伤则苦惊喜忘善怒。六曰，风雨寒暑伤形，形伤则肤发枯夭。七曰，大恐惧不节伤志，志伤则恍惚不乐。此七者，劳伤之因也，故名七伤。"同时提出了"五脏气不足，发毛落，悲伤喜忘"的病机观。

书中有多张处方涉及抑郁情绪的治疗，并多把抑郁情绪与失眠或嗜卧、神疲乏力、性欲减退和食欲减退等抑郁症核心症状相联系进行描述。如治心中风精神冒闷，语声错误，恍惚多惊。用乌犀散方：乌犀角（镑二两）、丹砂（研）、独活（去芦头）、丹参、远志（去心）、人参、海荆子（炒各一两）、防风（去叉一两半），上八味，捣罗为散，每服二钱，食后酒调下，每日三次。

九、宋代中医名著中的七情致病

《三因极一病证方论》是宋代中医学名著，原题《三因极一病源论粹》，简称《三因方》。陈无择撰于 1174 年。该书卷一和卷二前半部为医学总论，并将三因（内因、外因、不内外因）作为论述的重点。卷二下半部至卷十八，列述内、外、妇、儿各科病证，并附治疗方剂，共分 180 门，载方 1 500 余首。方论结合颇切实用。该书的特点是将临床与三因相结合，故对研究中医病因学说和各科临床辨证论治等均有参考价值。《三因方》至今仍然是中医病因病理学的重要文献。

陈无择（1131—1189 年），名言，字无择，号鹤溪道人，原籍宋青田鹤溪（今浙江景宁鹤溪镇）人。他长期居住温州，行医济世。他精于方脉，医德高尚，医技精良，学术造诣深邃，除从事医学理论研究之外，并多著书立说。因此，不但求医者众，而受业者更是纷至沓来。由于他的名著《三因方》为永嘉医派奠定了学术基础，因此，陈无择也就成了永嘉医派的创始人。此外，还编著了《依源指治》，集注《脉精》。

陈无择的主要学术思想在于阐明"分别三因,归于一治"。主张辨证重脉而处方不泥。陈氏在《内经》和《金匮要略》有关病因理论的启迪下,结合临床治疗详尽地阐述了"三因学说",指出:"六淫(风、寒、暑、湿、燥、火六种外感病邪的统称)天之常气,冒之则先自经络流入,内合于脏腑,为外所因;七情人之常性,动之则先自脏腑郁发,外形于肢体,为内所因;其如饮食饥饱,叫呼伤气。尽神度量。疲极筋力,阴阳违逆,乃至虎狼毒虫、金疮踒折(踒折:wō shé,犹骨折)、疰忤(疰忤:zhù wǔ,病名,突然厥逆,不省人事)附着畏压溺等有悖常理,为不内外因。"又指出:"所谓中伤寒暑风湿,瘟疫时气皆外所因。"

陈无择把六淫之邪、瘟疫时气等列为外因。七情所伤为内因,饮食劳倦及仆伤虫毒等归为不内外因。这三种致病因素,既可单独致病,又能相兼为病,同时,其致病后形成的病理产物,如痰饮、瘀血等,又可作为病因而导致不同的病证。

陈氏尤其注重病因,其目的是为正确地辨证施治。即"分别三因,归于一治"。他指出:凡治病,须识因。不知其因,施治错谬,医之大患。不可不知,"治之之法,当先审其三因,三因既明,则所施无不切中",并把三因理论具体运用于临床各种病症的辨证之中。如论五疸,认为:"若论所因,外则风寒暑湿,内则喜怒忧惊,酒食房劳,三因悉备,世医独丽(丽:附着)于《伤寒论》中,不亦滥矣,学者宜识之。"又如论眩晕证治说:"眩晕既涉三因,不可专为头面风。"并具体论述了内因、外因、不内外因所致眩晕的不同症状特点。这些见解，显然与后世"辨证求因""审同论治"，重视病因的观点相吻合。

陈无择认为七情的刺激是三大类致病因素中的一大类，非常突出地强调了心理因素在疾病发生发展中所起的重大作用。

魏晋南北朝时期，中医学承上启下，发展迅速，并为隋唐时期中医学的全面兴盛奠定了坚实的基础。隋唐宋时期的《诸病源候论》《千金要方》《外台秘要》《圣济总录》《太平圣惠方》《三因极一病证方论》等医学名著，都已认识到抑郁情绪与人的疾病，特别是与中医的"虚劳病"有关，强调了心理因素在疾病发生发展中所起的重大作用。而诸多文人又用诗词、散文淋漓尽致地描述了抑郁的状态与感受，令人感同身受！

第四节　金元时期话抑郁

金元时期，在唐宋医学发展的基础上，出现了各有创见的刘完素、张子和（张从正，字子和）、李杲（杲：gǎo，李东垣，又名李杲）、朱震亨（朱丹溪，原名震亨）四大医学流派，被称为"金元四大家"，形成了以刘完素为代表研究外感火热为主的河间学派，以张子和为代表研究脏腑病机的易水学派，以李杲为代表研究脾胃内伤学说的补土学派，以朱震亨为代表研究内伤火热的丹溪学派等学术流派。金元医家的学术争鸣，开创了学术争鸣的新局面，促进了中医学的发展、创新和繁荣。

一、张子和的情志疗法

张子和（1151—1231 年），名从正，字子和，号戴人，金代睢（suī）州考城（今河南兰考）人。张子和世业医，学宗刘完素，精医术。主要学说内容为三法六门。强调病因多为外邪伤正，病以热证、实证为多，疾病分风、寒、暑、湿、燥、火六门。主张祛邪以扶正，治病善用汗、吐、下三法，后世称攻下派。但亦注意适时补益，其先攻后补之治法一反滥用温补之时弊。又曾用心理疗法治愈因惊得病的顽症。张子和是金代大医学家，在医学理论上有很多创见，对后世影响很大，为金元四大医家之一，是攻邪派的开山祖师。张子和将其论文和临床经验收集起来编辑成书——《儒门事亲》，其含义是儒者若更好事亲，必明医理。书中前三卷为张子和亲撰，其余由张氏口述，经麻知几、常仲明记录整理为书。据《儒门事亲》记载，张子和运用情志疗法治疗疾病达 60 余种。

有一天，他外出步行了十五里路，"飒然而悟"，便欣然回来告诉麻知几，并叫他记下来"以示来者"。张子和说："五者，五脏也，脏者里也。六者，六腑也，腑者表也。病在里者属阴分，宜以苦寒之剂，涌之泄之；病在表者属阳分，宜以辛温之剂，发之汗之。此五苦六辛之意也。"（《儒门事亲·汗吐下三法该尽治病诠》）麻知几听了，觉得他立论扎实，言之成理，"识见深远，凿昔人不传之妙"，非常佩服，油然感慨地说："知其要者，一言而终，不知其要者，流数无穷。"（《儒门事亲·五苦六辛》）后来，张子和与麻知己、常仲明等一起，把自己的见闻、经验和学习心得，辑为《儒门事亲》，共十四卷。其意为医学只有读书人才易明白，而侍奉亲人又必须知道医学。

张子和在《儒门事亲·卷六·呕逆不食六十三》中云："柏亭王论夫，本因丧子忧抑，不思饮食，医者不查，以为胃冷，温燥之剂尽用之，病变呕逆而瘦。"张子和用涌泄剂升提开郁治愈疾病。张氏所说的"忧抑"与后世提出的"忧郁"在含义上是十分接近的。

张子和擅用以情胜情的情胜疗法，这是一种根据中医藏象学说五行生克的理论，用正常的情绪活动来调整另一种不正常的情绪活动。其机制就是情绪具有相互制约的作用，是具有浓厚东方传统文化特色的心理治疗手段。

1. 怡悦疗法治厌食。清代名医魏之秀所著《续名医类案》中，记载了张子和巧治疾病的故事。

> 张子和治项关令之妻，病饥不欲食，常好叫呼怒骂，欲杀左右，恶言不辍。众医半载无效。张视之曰："此难以药治。"乃使二媪（ǎo，老年妇女），各涂丹粉，作怜人状，其妇大笑。次日，又令作角抵，又大笑。其旁令两个能食之妇，常夸其食美，其妇亦索其食，而为一尝之。不数日，怒减食增，不药而瘥（chài，病愈）。

以上是说，张子和善治疑难怪病，在百姓中享有很高威信。一天，一个名叫项关令的人来求诊，说他夫人得了一种怪病，只知道腹中饥饿，却不想饮食饭菜，整天大喊大叫，怒骂无常，吃了许多药，都无济于事。张子和经过诊断，这名患者不思饮食，情绪低落，类似于现代的抑郁症。他认为此病服药难以奏效，告诉患者家属，找来两名妇女，装扮成演戏的丑角，故作姿态，扭扭捏捏地做出许多滑稽动作，果然令患者心情愉悦。患者一高兴，病就减轻了。接着，张子和又叫患者家属请来两位食欲旺盛的妇女，在患者面前狼吞虎咽地吃东西，患者看着看着，也跟着不知不觉地吃起来。就这样，利用怡悦（怡悦：形容愉快，喜悦）引导之法，使其心情逐渐平和稳定，最终达到不药而愈。怡悦疗法与逗笑疗法相似，均是通过让患者心情变好来减缓抑郁症病情。

2. 用激怒疗法治失眠。以下是《儒门事亲·内伤形》记载的张子和以"取财激怒法"治愈失眠两年患者的故事。

> 一富家妇女，伤思虑过甚，二年不寐，无药可疗。其夫求戴人（张子和，字戴人）治之。戴人曰：两手脉俱缓，此脾受之也，脾主思故也。乃与其夫约，以怒而激之，多取其财，饮酒数日，不处法而去。其人大怒汗出，是夜困眠，如此者，八九日不寤（wù，睡醒），自是而进食，脉得其平。

以上是说，有一位富家妇人，因思虑过甚两年不能安睡，时常受噩梦纷扰，甚至彻夜无眠。眼睛熬得凹陷了，身体熬得消瘦了，整日无精打采，疲倦不堪，但就是不能痛痛快快睡上一觉。患者极端苦恼，家人十分发愁，请了不少医生，吃些养心安神的药也不见效。后来，她丈夫设法请到名医张子和。子和诊后，认为患者久思成病，用药无功，必须使她发怒，忘掉忧思，才能见效。于是，他和患者的丈夫商量，想办法故意让患者生气。他先是让患者的丈夫去买好酒，再摆上山珍海味，一个人大吃大喝起来，喝了一阵，就假装醉酒，胡言乱语，吵闹不休。患者以为医生真的醉了，也没有办法，只好忍耐。可是一连几天，都是如此，只顾喝酒吵闹，不提看病的事。最后，还索要了许多出诊费，不处一方一药，甩甩袖子走了。这可气坏了患者，忍不住怒从心头起，破口大骂，并逼着丈夫去把出诊费要回来。丈夫不去，她便下得床来，又哭又闹。折腾了半天，出了一身大汗，累得精疲力竭。当夜困顿安睡，连续数日不醒。自此不再思虑，失眠治愈。

3. 巧治惊病。《儒门事亲·内伤形》记载了如下一个张子和巧治惊病的故事。

有个叫卫德新的人，他的妻在一次旅途晚上宿店时，碰上一群强盗抢劫，吓得她从床上跌到地上。此后，凡听到些许声响，她便会昏倒在地，不省人事。诸医用药治疗，一年而不见好转。张子和经过细心观察、分析，认为属胆气伤败，应采取心理疗法。他让两名侍女抓住病妇的两只手，将她按坐在高椅上，然后在她的面前放一张小茶几，张子和指着茶几说道："请娘子看这里！"话音未落，"砰"的一声，他用棍使劲打在茶几上。病妇见状大惊，张子和说："我用棍子打茶几，你怕什么呢？"待她心神稍定，张子和又敲打小茶几，这回她果然不那么惊怕。张子和重复以上动作，并用手杖敲门，暗中让人画病妇背后的窗户纸。病妇渐渐惊定，笑着问道："你这算什么治法呀！"张子和回答说："《内经》说：'惊者平之。'平，即平常的意思，见惯自然不惊。对受惊者，治疗时要设法让他对受惊的诱因感到习惯，觉得跟平常一样。"这一番解释，说得患者点头称是，当晚，张子和又派人敲打患者的门窗，通宵达旦地折腾她。从这以后，患者即使听见雷响也不再惧怕了。

上述故事，是张子和运用心理疗法，治疗创伤后应激障碍的经典病案。

4. 以喜胜悲。以下是《儒门事亲·内伤形》记载的张子和巧治疾病的故事。

> 息城司侯，闻父死于贼，乃大悲哭之，罢，便觉心痛，日增不已，月余成块，状若覆杯，大痛不住，药皆无功。议用燔针炷艾，病患恶之，乃求于戴人（张子和，字戴人）。戴人至，适巫者在其旁，乃学巫者，杂以狂言以谑病者，至是大笑，不忍回。面向壁，一、二日，心下结块皆散。戴人曰：《内经》言：忧则气结，喜则百脉舒和。又云：喜胜悲。《内经》自有此法治之，不知何用针灸哉？适足增其痛耳！

上述故事是说，一名男子，听说其父死于贼人之手，于是十分悲痛，大哭之后就感到心痛。这个症状日渐加重，一个多月后胸部感觉板结如石块压住，样子就像扣上了一个大杯子，大痛不止。用了多种方药都没治好，考虑火针艾灸，患者不喜欢这些治疗方法，于是求治于张子和。他到了患者的家，正好遇到一个巫师坐在患者身旁。巫者卜卦，多出狂言怪状戏谑患者。他也学着巫人之样，大出狂言，故作丑态。患者见了大笑不止。一两天之后，心下痰结块之气都散开了。张子和说，《内经》中言："忧则气结，喜则百脉舒和。"又云："喜胜悲。"《内经》中已有了情志疗法。不知道为什么还要用针灸的办法，这样正好增加了患者的痛苦。

　　以上几则案例，并不限于抑郁症，但都是运用情志相胜理论来治疗心理（情志）疾病。情志相胜疗法出自《内经》，是古代中医学中最典型而系统的心理治疗方法。情志相胜疗法是指医生有意识的运用一种或多种情志刺激，以制约、消除患者的病态情志，从而治疗由情志所引起的疾病。中医情志相胜疗法，是用五行相克理论来表述情绪之间，相互制约关系的治疗方法，即运用一种情志纠正相应所胜的另一种失常情志。

　　中医情志相胜疗法原理如下：

　　怒伤肝，悲胜怒；喜伤心，恐胜喜；思伤脾，怒胜思；忧伤肺，喜胜忧；恐伤肾，思胜恐。

　　情志相胜疗法，是世界上独特的一种心理治疗方法，源于《黄帝内经》。《黄帝内经》还提出了治病必先"调畅情志"的观点，受到历代医家的重视，并在医疗实践中不断完善，形成了一套具有我国特色的心理治疗方法，并赋予其东方传统文化的特点。

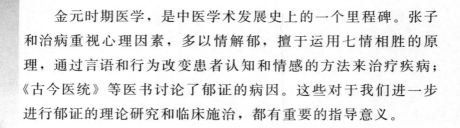

　　金元时期医学，是中医学术发展史上的一个里程碑。张子和治病重视心理因素，多以情解郁，擅于运用七情相胜的原理，通过言语和行为改变患者认知和情感的方法来治疗疾病；《古今医统》等医书讨论了郁证的病因。这些对于我们进一步进行郁证的理论研究和临床施治，都有重要的指导意义。

二、朱丹溪的六郁学说

　　朱丹溪（1281—1358 年），名震亨，字彦修，元代著名医学家，婺州义乌（今浙江义乌）赤岸人，因其故居有条美丽的小溪，名"丹溪"，学者遂尊之为"丹溪翁"或"丹溪先生"。朱丹溪青少年时期为应科举考试，钻研儒家经典，35 岁师从理学家许谦，43 岁从名医罗知悌学习医学。

　　朱丹溪从医，有这样一段故事：朱丹溪 30 岁时，母亲患了严重的脾胃病。他心情焦急，请了许多医生都没治好。原来这些医生大都医术粗劣，盲目搬用《局方》，开的药大同小异，服后没有效果。这时，他深深体会到"医者，儒家格物致知一事，养亲不可缺"。（《格致余论》序）于是他立志学医，日夜攻读《素问》。以前，他也曾读过《素问》，觉得"词简而义深，去古渐远，衍文错简"，然后"茫若望洋，淡如嚼蜡"。朱丹溪得名医罗知悌之传，又续加发挥。

　　朱丹溪医术高明，临证治疗效如桴鼓（桴鼓：fú gǔ，鼓槌与鼓），多有服药即愈不必复诊之例，故时人又誉之为"朱一贴""朱半仙"。朱丹溪倡导"阳常有余，阴常不足"说，创阴虚相火病机学之说，善用滋阴降火的方药，为"滋阴派"（又称"丹溪学派")的创始人，与刘完素、张从正、李东垣并列为"金元四大家"，在中国医学史上占有重要地位。著有《丹溪心法》《局方发挥》《格致余论》等。

朱丹溪承《黄帝内经》之说创立了六郁学说，经后世不断完善，使其对治疗内科杂病，尤其是郁症的诊治具有重要的指导意义。

郁指结滞、郁而不通之义。朱丹溪认为，人以气为本，气和则升降不失其度、出入不停其机。气血冲和，百病不生，一有怫郁，诸病生焉。故人身诸病，多生于郁。他明确提出了郁病有六，即气郁、血郁、痰郁、火郁、湿郁、食郁。气郁者，胸胁痛，脉沉涩；血郁者，四肢无力，脉沉涩；痰郁者，动则喘，寸口脉沉滑；火郁者，瞀（mào，心绪烦乱）闷，小便赤，脉沉滑；湿郁者，周身走痛或关节痛，遇寒则发，脉沉细；食郁者，嗳酸，腹饱不能食，人迎脉平和，寸口脉繁盛。但六郁病机，实乃相互夹杂，并不是孤立存在的，可以单独为病，也可以相因而发病。

朱丹溪认为，六郁常因饮食不节，寒温不适，喜怒无常，忧思无度，气机运行失常而发病。肝喜条达，怒气伤肝，气郁则胸膈痞闷；肝藏血，气郁者血瘀，出现胸胁痛，或月经不调，痛经等。肝与胆互为表里，为相火寄居之所。气郁化火，则口苦泛酸，此气、血、火郁在肝胆，肝病及脾，使脾失运化，导致湿郁、痰郁；不能运化水谷则食郁。食、痰、湿三者壅滞中焦，则胀满不食、吞酸呕吐诸症丛生。此证虽有气、血、火、湿、痰、食六郁，而实际多为肝脾郁结为病。

由于六郁以气机不畅为主要病机，因此治疗上，重在疏通气机，首选方剂为朱丹溪的越鞠丸（香附、川芎、栀子、苍术、神曲），主治气、血、火、食、痰、湿诸郁，症见胸膈痞闷，吞酸呕吐，消化不良等。其方由五味药物组成：君以香附调气疏肝，善解气郁；臣以川芎辛温活血，善治血郁；栀子善清肝热而解火，使气血郁开，肝胆热去，则胸胁痞闷，口苦诸证消；苍术芳香辛温，醒脾燥湿，振奋脾阳，使脾健湿去痰消；神曲消食和胃，健脾调中。诸药相伍，重在行气解郁，气郁解则湿、痰、食等诸郁自除。

临证时可根据郁结情况，辨证治疗，灵活加减，以增强疗效。以气郁为主的，如治乳腺增生，时常乳房胀痛，可酌加柴胡、郁金、路路通、川楝子、莪术等；肝胃不和者，加佛手、枳壳、檀香、陈皮、半夏等。以血郁为主的，加桃仁、红花、丹参、丹皮等，如常加用血府逐瘀汤治疗头痛、胸痛、失眠等病。以火郁为主的，加黄芩、黄连、虎杖、大黄等，常加用大柴胡汤合金铃子散，治疗急性胆囊炎等。以痰郁为主的，加半夏、郁金、瓜蒌、僵蚕、夏枯草、生牡蛎等，治疗瘰疬。以湿郁为主的，加苍术、茯苓、厚朴、薏仁、陈皮、半夏，常加用平胃散、二陈汤加减，治疗急慢性胃炎等病。以食郁为主的，加山楂、神曲、莱菔子、鸡内金等，常加用保和丸加减治疗慢性胃炎、消化不良等。

《医学正传·卷二》引丹溪方"六郁汤"，药用陈皮（去白）1钱，半夏（汤泡7次）1钱，苍术（米泔浸）1钱，抚芎1钱，赤茯苓7分，栀子（炒）7分，香附2钱，甘草（炙）5

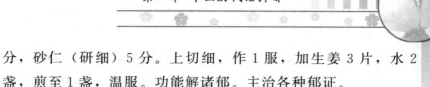

分，砂仁（研细）5分。上切细，作1服，加生姜3片，水2盏，煎至1盏，温服。功能解诸郁。主治各种郁证。

《丹溪心法·六郁》中提到："气血冲和，万病不生，一有佛郁（佛郁：fú yù，指忧郁，心情不舒畅），诸病生焉，故人身诸病，多生于郁"（郁：指壅遏不通，瘀滞不舒）。朱丹溪认为，在证候特点上虽然有气郁、湿郁、痰郁、食郁之不同，但总的病机为情志不遂，气机郁滞。主要表现为心情抑郁，神志恍惚，思虑不清，惊恐失眠，易怒善哭，坐立不宁。

清代学者陈梦雷所著《医部全录》中，记载了朱丹溪这样一个案例：

一女子病不食，而北卧者且半载，医告术穷。翁（指朱丹溪）诊之，肝脉弦出寸口，曰："此思男子不得，气结于脾故耳。"叩（询问）之则许嫁丈夫人广且（将要）五年。翁谓其父曰："是病惟怒可解，盖怒之气击而属木，故能冲其土之结，今宜触之使怒耳。"父以为然。翁人而掌指面者三，责其不当有外思。女子号泣大怒，怒已进食。翁复潜（潜：秘密地，暗中）谓其父曰："思气虽解，然必得喜，则庶（庶：或许）不再结。"及诈（诈：欺骗）以其夫有书，旦夕且归。后三月，夫果归，而病不作。

本病案里，朱丹溪认为此女子病在忧思过度，气结于脾，而以激怒的办法治疗忧思。

有一次，朱丹溪曾遇到一青年秀才，这个秀才婚后不久突然亡妻，故终日哭泣悲伤，终成疾病。求尽名医，用尽名药，久治无效。朱丹溪为其诊脉后说："你有喜脉，看样子恐怕已有数月了。"秀才捧腹大笑，并说："什么名医，男女都不分，庸医也！"此后，每想起此事，就会自然发笑，亦常将此事作为奇谈笑料告诉别人，与众人同乐。又过了一个月，秀才食欲增加，心情开朗，病态消除。这时，朱丹溪才告诉他，这是以喜乐制胜悲忧的治法。

以喜胜之，又称笑疗，对于神伤而表现得抑郁、低沉的种种病症，皆可使用。

《古今医案按》中记载了朱丹溪治"忧病咳唾血"的案例："丹溪治陈状元弟，因忧病咳唾血，面黧色。药之十日不效。谓其兄曰：'此病得之失志伤肾，必用喜解，乃可愈。'即求一足衣食之地处之。于是大喜，实时色退，不药而愈，由是而言：治病必求其本。虽药中其病，苟（苟：如果，假使）不察其得病之因，亦不能愈也。"忧与悲同为肺志，喜既可以治悲，也同样可以胜忧。

上述医案是以喜胜忧的典型。但忧与悲尚有所不同，悲的情绪大多是在伤怀过去，而忧则多为担心未来，因此，仅靠"谑浪亵狎之言娱之"是不够的，一定要解决患者导致忧郁的病因方可。朱丹溪以喜胜忧，是失志伤肾者，得"足衣食之地处之"后"不药而愈"，这是直接消除导致患者忧郁的病因，治病求本，疗效亦佳。

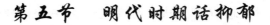

第五节 明代时期话抑郁

明代中医继承了金元时代医家们提出的医学主张，也出现了不同的学术流派，当时主要分为滋阴、温补及明末出现的温病学派。薛己、张景岳、吴又可都是当时的代表人物。李时珍的《本草纲目》是一部具世界学术地位的药物学专著。明代是中国历史上政治比较稳定，经济比较发达的朝代，医学水平有了明显提高。

一、徐春甫论郁证病因

明代著名医学家徐春甫撰《古今医统大全》，又名《医统大全》，系医学全书，书成于嘉靖三十五年（1556年）。书中除引古说外，徐氏在医理、方药上均有阐发。书中所载医家传略是研究医史的重要资料。

《古今医统·郁证门》详述了《黄帝内经》和王冰、滑寿、王安道、朱丹溪、戴思恭等对郁的论述，有云：

> 郁为七情不舒，遂成郁结，既郁之久，变病多端。
> 心郁者，神气昏昧，心胸微闷，主事健忘者是也。治心郁者，当加黄连、菖蒲、香连丸之类。
> 肝郁者，两胁微膨，或时刺痛，嗳气连连有声者是也。治肝郁者，宜用青皮、川芎、吴茱萸、左金丸之属。

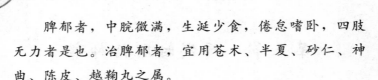

脾郁者，中脘微满，生涎少食，倦怠嗜卧，四肢无力者是也。治脾郁者，宜用苍术、半夏、砂仁、神曲、陈皮、越鞠丸之属。

肺郁者，毛皮枯涩，燥而不润，欲嗽而无痰者是也。治肺郁者，宜用桔梗、栝蒌、杏仁之类。

肾郁者，小腹微硬，腰腿重胀，精髓亏少，淋浊时作，不能久立者是也。治肾郁者，宜用苍术、茯苓、肉桂、小茴香、青娥丸之类。

胆郁者，口苦，身微潮热往来，惕惕然人将捕之是也。治胆郁者，宜用竹茹、生姜、温胆汤之类。

大抵七情六淫，五脏六腑，气血痰湿，饮食寒热，无往而不郁也。治之宜各求其属而施之，则无不愈者。郁脉多沉伏，或结或促或代。

方药书中记述：气郁用木香、青皮、香附为君，抚芎、橘叶为臣，槟榔、浓朴为佐使。血郁用桃仁、牡丹皮，索为佐使。痰郁用海石、栝蒌为君，南星、贝母为臣，香附、陈皮、玄明粉为佐使。食郁用神曲、砂仁、麦芽为君，山楂、香附为臣，陈皮、半夏为使，生姜、甘草为佐。湿郁用苍术、茯苓为君，羌活、川芎为臣，茵陈、猪苓为佐使。热郁用黄连、山栀为君，青黛、条芩为臣，甘草、干葛为佐使。诸郁药，春加防风、紫苏，夏加苦参、黄连，秋冬加吴茱萸。凡郁在中焦，以苍术、抚芎，开提其气以升之。假令食在气上，气升则食降。余仿此。

妇女诸郁，须以川芎、香附子。苍术、抚芎、香附子总解诸郁。香附子：气温味辛苦，能横行胸臆，故能解诸郁。必用童便浸，焙干用，否则燥。抚芎：即芜芎，苗头小个是也。其气味辛，行荣而上走，故能散郁。苍术：善能走散，佐以防风、本能上行，佐以香附、牛膝能下行，故能散郁。

丹溪方：六郁汤，能解诸郁。茭山五郁汤，解诸郁。越鞠丸，解诸郁。升麻二陈汤，治痰郁火邪在下焦，大小二便不利；此药能使大便润而小便长。加味二陈汤，治食郁痰滞，胸膈不快。生韭饮，治食郁久则胃脘有瘀血作痛，大能开提气血。

东垣方：火郁汤，治五心发热，属火郁。升阳散火汤治热郁。

《心统》方：香连丸，治久郁心胸不快，痞塞烦痛。

《集成》方：芍药香附丸，治久病阴虚，气郁内热夜甚。润喉散，治气郁夜热，咽干哽塞。苍莎丸，治气郁。

《局方》方：木香槟榔丸，治气郁食郁，胸膈痞满，大便结滞。左金丸，治火郁。

虚损门方：青娥丸，治肾郁腰腿足膝无力，膀胱不利。

惊悸门方：温胆汤，治胆郁口苦惊悸，健忘不寐。

痢门方：香连丸，治火郁气逆，腹痛吞酸。

湿门方：羌活胜湿汤，治湿郁肩背强，腰如折。

以上说明，郁是由于抑郁情绪导致的多种病症的总称，而针对不同的郁证可选择不同方药治疗。

二、虞抟用"郁证"作病名

虞抟（1438—1517年），字天民，自号华溪恒德老人，今浙江义乌市廿三里镇华溪村人，是明代中期著名医学家。据

《金华府志》记载："义乌以医名者，代不乏人，丹溪之后，唯
抟为最。"华溪恒德老人与朱丹溪及现代名医陈无咎（号黄
溪），合称义乌医家"三溪"。

虞抟（tuán）年幼即"习举子业，博览群书，善记育，能
诗"。年轻时，因母多病，立志学医。潜心研读各种中医经典
著作，继承发挥朱丹溪医理。其医药以丹溪为宗，集张仲景、
孙思邈、钱乙、李杲（gǎo）诸家之精华，融会贯通，从而建
立起一整套系统的医学理论。虞抟的曾祖父虞诚斋，受业于元
代名医朱丹溪门下，其父虞南轩年轻时就潜心攻读医书，亦医
术精湛。其兄虞怀德也同样精于岐黄之术。虞抟幼年时，患腐
骨病，怀德亲自检方，尽心护理，虽脓血臭污而不顾，历三
月，虞抟病痊愈。故其家可称"医学世家"。虞抟不但医术高
明，且医德高尚。病者求医，多不收酬。他使用肠溶剂或用器
械灌肠治便秘，疗效甚佳，并创造性提出"两肾总号命门"
"三焦腔子之说"的医学理论，指导医疗实践，轻重患者，治
愈众多。虞抟一生著述甚丰，著有《医学正传》八卷、《方脉
发蒙》六卷，及《证治真铨》《苍生司命真复方》《百字吟》
《半斋稿》等医学著作。他的医疗经验与医学理论不但遍传国
内各地，而且闻名于海外，尤以日本为盛。

《医学正传》摘取《内经》《脉经》之要旨，旁采历代医学
之宏论效方，秉承家传，傍通己意而成。全收共入、内、外、
妇、儿、口齿各科具备。收载近百种病证，每病为一个门类，
病下设论、脉法、方法几个项目，有理，有法，有方，有药，
有按，有案。其论治伤寒宗仲景，内伤宗东垣，杂病尊丹溪，

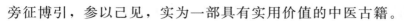

旁征博引，参以己见，实为一部具有实用价值的中医古籍。

《医学正传》首次将"郁证"作为一个独立的病名提出，这标志着由明以前的病机概念变成了一个独立的疾病。自明代之后，医家们已逐渐把情志之郁作为郁病的主要内容，从单论郁作为病机进行发挥的模式，转变成将郁作为疾病，去探讨病因病机理论。正是如此，导致了七情致郁、肝郁、气郁等理论的产生与发展。

三、孙一奎论郁证发病原因

孙一奎（1522—1619年），字文垣，号东宿，别号生生子，为汪石山的再传弟子，明代著名中医学家。他自幼聪颖，好学勤求，为寻师访友，曾远历湘、赣、江、浙等地，广询博采，访问名贤，探冥搜奇，经三十年，不但为人治病多验，而且在学术理论上颇有建树，尤其对命门、三焦等理论研究，学验俱丰，为人决死生多能效验，临证投剂屡起沉疴，故名噪当时。他强调命门为肾间动气，有名而无形。命门动气为生生不息的生命之根；三焦亦有名而无形，为元气之别使，主持相火。故其临床注重命门、三焦元气的保护与治疗，对于气虚中满、癃闭、遗尿等病的论治，十分重视三焦的温补，对后世有一定影响，因此，后世学者将其归属于温补派医家。著有《赤水玄珠》三十卷、《医旨绪余》二卷、《孙氏医案》五卷。

《赤水玄珠》全称《赤水玄珠全集》，又名《孙氏医书三种》，共30卷76门，论述内外妇儿各科病症，每门再条分缕析，分述因、证、治方、附诸家治验。该书以明证为主，广辑

《内经》及其后 170 余种医著，结合他自己的经验，编撰成书。该书汇集明代以前诸家之粹，所论精辟，是一部有参考价值的综合性医书。

相传明末年间，在孙一奎行医的一带有户贫苦农民，其妻产后失养，患上"子宫下垂"的病症。她坐不成，睡不适，痛苦异常。邻居们非常同情她。一天，大家为她请来一个所谓的女科医生。这医生简单地看了看，开口说："你这病要吃一百帖'补中益气汤'，每帖需人参三钱，服满二斤，病才会痊愈。"农民为难地说："我家哪有钱吃人参啊！只好听天由命了。"病妇也淌下辛酸的眼泪。名医孙一奎凑巧从这里路过，他十分同情这位妇女，径直到了患者家——那时请一位医生的出诊费高得吓人。孙一奎仔细地检查患者后，转身批评那位女科医生："你怎么可以强人所难呢。患者明明穷得连锅都揭不开，哪有钱吃二斤人参？医生应该首先替患者着想。再说，这位妇女的病并不是气虚引起，你为何开出百帖人参处方，难道你认为处方昂贵就能显示出医生的本事吗！"他越说越气愤，那人灰溜溜地走了。孙一奎对农民说："我有一个单方，用不了多少钱，三五天后就能见效，不妨试试。"病家久仰孙一奎的大名，见他主动上门治病，分文不取，乃破涕为笑，忙请他开处方。孙一奎让农民从地里割来二斤韭菜。煎取浓汁倒入盆中，再取来一块二斤重的生石灰，投入盆中，待石灰溶解时发出的"咝咝"声刚过，便滤去灰渣，让病妇乘热坐到盆上，先熏后洗，并用韭菜揉搓患部。坚持三日，农妇的病便慢慢好起来了。随后又留下半个月的阿胶，让她每天坚持早晚服用一次，果然一个月后患者痊愈。乡里人得知农妇恢复得这么快，都非常佩服孙一奎的高明医术和高尚的医德，并把治愈那位病妇的处方叫作"赛百帖人参汤"。

《赤水玄珠·郁门》中说："有素虚之人，一旦事不如意，头目眩晕，精神短少，筋痿气急，有似虚证。"此处讲述了因虚致郁，以虚为主的郁病病机：如果素体气血不足，致气机郁滞，心神失养，无力伸展；血虚导致心血不足，心神失养，肝脏失于濡润而疏泄不行，进而瘀滞内生；阳气不足则失于使温煦鼓动，出现气机郁滞，神明不展。郁病的虚性病机以虚为主，而临床更多见虚实夹杂的证候。

孙一奎在《赤水玄珠·郁证门》中首先提出了"肝郁"一词，并且指出了肝郁的一些症状和如下治疗药物：

> 肝郁者两胁微膨，嗳气连连有声，治宜青皮、川芎、吴茱萸。
>
> 心郁者，神气昏昧，心胸微闷，主事健忘。治宜肉桂、黄连、石菖蒲。
>
> 脾郁者，中脘微满，生涎少食，四肢无力。治宜陈皮、半夏、苍术。
>
> 肺郁者，皮毛燥而不润，欲嗽而无痰。治宜桔梗、麻黄、豆豉。
>
> 肾郁者，小腹微硬，精髓乏少，或浊或淋，不能久立。治宜肉桂、茯苓、小茴香。

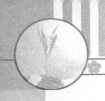

四、张景岳论因病而郁与因郁而病

张景岳（1563—1640 年），明末会稽（今浙江绍兴）人，名介宾，字惠卿，号景岳，因其室名通一斋，故别号通一子。因为他善用"熟地"，有人又称他为"张熟地"。他是杰出的医学家，中医温补学派的代表人物，时人称他为"医术中杰士""仲景以后，千古一人"，其学术思想对后世影响很大。

张景岳自幼聪颖，家境富裕。他从小喜爱读书，广泛接触诸子百家和经典著作。其父张寿峰素晓医理。景岳幼时即从父学医，有机会学习《内经》。13 岁时，随父到北京，从师京畿名医金英学习。青年时广游于豪门，结交贵族。当时上层社会盛行理学和道家思想。他闲余博览群书，通晓易理、天文、道学、音律、兵法之学，对医学领悟尤多。其性格豪放，壮岁从戎，但数年戎马生涯无所成就，使其功名壮志"消磨殆尽"，解甲归隐，潜心医道，医技大进，名噪一时，被人们奉为仲景东垣再生。

请看以下张景岳急智解危的故事。

一户姓王的人家有个儿子，刚满周岁。一日，母亲随手拿一枚钉鞋的圆铁钉给儿子玩。小孩不知，误塞口中，吞到喉间出不来。其母见状大惊，忙倒提小孩两足，欲倒出铁钉，哪知小孩反而鼻孔喷血，情况十分危急。孩子的父母连呼救命。恰好张景岳路过这里，他见状急命其母将小儿抱正，小儿"哇"的一声哭开了。景岳断定铁钉已入肠胃，小儿父母早吓得六神无主，迭声哀求张景岳想想办法。

张景岳陷入沉思中，他记起《神农本草经》上有"铁畏朴硝"一句话，想出一个治疗方案。他取来活磁石一钱，朴硝二钱，研为细末，然后用熟猪油、蜂蜜调好，让小儿服下。不久，小儿解下一物，大如芋子，润滑无棱，药物护其表面，拨开一看，里面正包裹着误吞下的那枚铁钉。小儿父母感激不已，请教其中的奥秘。

张景岳解释说："使用的芒硝、磁石、猪油、蜜糖四药，互有联系，缺一不可。芒硝若没有吸铁的磁石就不能黏在铁钉上；磁石若没有泻下的芒硝就不能逐出铁钉。猪油与蜂蜜主要在润滑肠道，使铁钉易于排出——蜂蜜还是小儿喜欢吃的调味剂。以上四药同功合力，裹护铁钉从肠道中排出来。"小儿父母听完这番话，若有所悟地说："有道理！难怪中医用药讲究配伍，原来各味药在方剂中各自起着重要作用哩！"

再看以下张景岳明察秋毫巧识诈病的故事。

一妇女口吐白沫，口鼻皆冷，僵卧在地。家人急忙请来名医张景岳诊治。张景岳仔细诊察发现，此妇女气息如绝，但脉象缓和，明显与病情不符。在与患者家属详细了解患者得病的经过后，心里有了数。

于是，张景岳大声地对病妇说："你的病太危险了，我要用大壮艾绒灸你的眉心、人中及小腹，否则你将性命难保！""病妇"听后微微抽动了一下。他又对患者家属说："且慢，我这里有一枚特效的药丸，患者若能吞下这药丸，就会药到病除，就不必火攻了。让我来试一下。"

原来那"病妇"不过是因为家中不顺心的小事与家人怄气，本想以诈病来吓一吓家人。听了张景岳的话，她生怕真的用艾灸烧体，有心站起来说自己没有病，又觉得这样做自己太丢面子。忽听大夫说，吃了一种特效药丸就会药到病除，心中不由得一喜。当张景岳试着向她的嘴里喂药时，她顺势一口将药丸吞下，然后坐起，一切如常。

张景岳巧识诈病，给患者服下的不过是一粒助消化的开胃丸。患者家属及围观者都赞叹张景岳是了不起的神医。

张景岳 57 岁时，专事临床诊疗，同时著书立说。著有《类经》《类经图翼》和《类经附翼》，晚年集临床各科、方药针灸之大成，辑成《景岳全书》64 卷。

《景岳全书》是记录其毕生治病经验和中医学术成果的综合性著作，共 64 卷，100 多万字。全书包括传忠录、脉神章、伤寒典、杂证谟、妇人规、小儿则、外科钤、本草正和古方八阵、新方八阵等部分，将中医基本理论、诊断辨证，以及内、外、妇、儿各科临床、治法方剂、本草药性等囊括无遗，全面而精详。其自创的《新方八阵》载方 186 首，是景岳将一生之临床心得、处方体会、用药特长熔于一炉。诚如其所言："此其中有心得焉，有经验焉，有补古之未备焉。"

张景岳在书中提出了"七情致病学说"。《景岳全书·传忠录·里证篇》中关于七情致病伤五脏的记载如下。

> 过于喜者伤心而气散，心气散者收之、养之；
> 过于怒者伤肝而气逆，肝气逆者平之、抑之；
> 过于思者伤脾而气结，脾气结者温之、豁之；
> 过于忧者伤肺而气沉，肺气沉者舒之、举之；
> 过于恐者伤肾而气怯，肾气怯者安之、壮之。

这里讲述了喜伤心、怒伤肝、思伤脾、忧伤肺、恐伤肾之七情致病理论。

《景岳全书·杂证谟·郁证》中"论脉"部分指出：

> 凡郁证之脉，在古人皆以结促止节为郁脉，使必待结促止节而后为郁，则郁证不多见矣，故凡诊郁证，但见血气不顺而脉不和平者，其中皆有郁也。惟情志之郁，则如弦紧、沉涩、迟细、短数之类皆能为之。至若结促之脉，虽为郁病所常有，然病郁者未必皆结促也，惟血气内亏，则脉多间断；若平素不结而因病忽结者，此以不相接续，尤属内虚。故凡辨结促者，又当以有神无神辨之，其或来去有力，犹可以郁证论；若以无力之结促，而悉认为气逆痰滞，妄行消散，则十误其九矣。

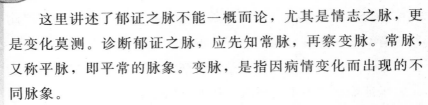

这里讲述了郁证之脉不能一概而论，尤其是情志之脉，更是变化莫测。诊断郁证之脉，应先知常脉，再察变脉。常脉，又称平脉，即平常的脉象。变脉，是指因病情变化而出现的不同脉象。

《景岳全书·杂证谟·郁证》中"论情志三郁证治"有云："凡五气之郁，则诸病皆有，此因病而郁也；至若情志之郁，则总由乎心，此因郁而病也。"又云："初病而气结为气滞者，宜顺宜开。久病而损及中气者，宜修宜补。然以情病者，非情不解。"张景岳将情志之郁称为因郁而病，着重论述了怒郁、思郁、忧郁三种郁证的证治。本书承袭了《黄帝内经》之五郁理论。郁有积、滞、结等含义。

郁病由精神因素所引起，以气机郁滞为基本病变，是内科病证中最为常见的一种。治疗上理气开郁、调畅气机、怡情易性；生病日久，中气受到损害，治疗上应养心安神，或补益心脾，或滋养肝肾。张景岳认为，七情生于好恶，好恶偏用则气有所偏而生情志病，其病本生于好恶之情。故对情志病的治疗，不仅限于药物治疗，而更着眼于心病还需心药医治。

张景岳创立"情志三郁"学说，把常见的由恼怒、抑郁情志不舒引起的郁证，扩展为"情志三郁"，有"怒郁、思郁、忧郁"之分。历史古籍均重视情志致病，以"心身同治"为其中脉络精要而承上启下，故而也可以认为中医心身医学也并非横空出世，而是在千年中医药文化积累、沉淀中与临床相结合，一步步系统、优化出来的产物。

《景岳全书·杂证谟·郁证》中治疗"忧郁内伤"记载了

一些方剂："若初郁不开未至内伤而胸膈痞闷者，宜二陈汤、平胃散，或和胃煎，或调气平胃散，或神香散或六君子汤之类以调之。若忧郁伤脾而吞酸呕恶者，宜温胃饮，或神香散。若忧郁伤脾肺而困倦、怔忡、倦怠、食少者，宜归脾汤，或寿脾煎。若忧思伤心脾以致气血日消、饮食日减、肌肉日削者，宜五福饮、七福饮，甚者大补元煎。"这些方剂均沿用至今。

　　梁喆盈、雷英菊、金玲等在《时珍国医国药》2008 年第 2 期发表的论文《张景岳论治郁证浅析》中认为：张景岳对抑郁症在中医归属上的贡献主要分为两个方面：一是定义上的贡献，更系统地定义了情志之郁；二是分类上的贡献，明确地将情志之郁与五郁区分开来，定义情志之郁。张景岳在《景岳全书·郁证》的论情志三郁证治篇说道，忧郁者的证候为"戚戚悠悠""精气但有消索""神志不振"等情绪低落、悲观消沉的虚证表现，这与现代医学中抑郁症的临床表现是一致的。在病性上，他将忧郁症定性为"全属大虚，本无实邪"，补充了郁证虚证的空白。抑郁症在中医的辨证中，应该主要属于虚证。除了临床症状表现外，在发病诱因上，张景岳也注意到了忧郁的病因乃应激事件所导致的情感冲击，如"衣食之累，利言之牵，及悲忧惊恐"等。抑郁症的社会学研究认为，人是社会的人，应激事件对人抑郁症的发生有着举足轻重的作用。张景岳提出的情感之郁无论是症状、病因病机上都符合现代抑郁症的诊断，可见他的医学观点在抑郁症诊治上，具有很大的参考价值。此外，张景岳将情志之郁和五行之郁相区分，使得抑郁症在病因分类上有了更为明确的中医归属。因为抑郁症的发病也是有原发与继发、内源与外源之分，即是否继发于躯体、精神疾病的抑郁、有否受外界应激事件诱发的抑郁。所以，对这些抑郁症的有效治疗，也必须建立在病因明确基础上。在这一点上，张景岳早在明代就提出情志之郁，把郁证分成情志之郁和五行之郁两种，在当时是相当有见地的。

张景岳在郁证治疗上十分重视心理调护。《景岳全书·郁证》中说："凡气血一有不调而致病者，皆得谓之郁。"此处指出了郁证因气血不调而引发，治疗上当然要以使之其调和为要。郁证的病因是明确的，情志不舒及各种类型的不良情感活动均可导致郁证，可见郁证的形成，总是以七情内伤为先导，而郁证的产生又可以导致多种疾病。肝主疏泄喜条达，情志所伤则肝失条达，肝气郁结于内，人体精血津液的运行全赖气机的调畅，若肝气郁结，气机不畅久则发为气郁，情志抑郁，郁则气聚，气郁生湿，湿郁生热，热郁酿痰，痰郁化火，火郁动肝，于是痰热、气火、风阳诸邪，内涉相应之脏，痰热纷扰而胆失决断，风阳上扰而脑失清明，气火升逆而心神不宁。

张景岳亦提出："居处安静，无为惧惧，无为欣欣，宛然从物而不争，与时变化而无我。"他在《景岳全书·传忠录》中指出："慎情志可以保心神""惟乐可以养生，欲乐者义如为善。"在《景岳全书·杂证漠·虚损》中指出："要知人生在世，喜一日则得一日，忧一日则失一日，但使灵明常醒，则何尘魔敢犯哉！"这说明了他既注重调适情志以发挥其良性作用，又注重中医的心理卫生保健，预防各种因素影响情志而致病。而当今社会生活节奏加快，竞争日趋激烈，更需要大家重视心

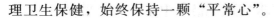

理卫生保健，始终保持一颗"平常心"。

美国精神病学家和医学人类学家阿瑟·凯博文（Arthur Kleinman）在一项研究中发现，《景岳全书》是古代中医著作中能找到的"最早从技术上把抑郁症定义为详细的临床类别并且把它从概念上发展为一个独立的疾病类别的文献"。他认为，该书中"忧郁"的"临床标志和症状与西方描述的抑郁症案例非常相似"，"郁"在"中国的传统含义与西方的抑郁症是截然不同的"。

五、经典案例：徐渭因抑郁而终生

徐渭（1521—1593 年），绍兴府山阴（今浙江绍兴）人。初字文清，后改字文长，号青藤老人、青藤道士、天池生、天池山人、天池渔隐等，是明代著名文学家、书画家、戏曲家、军事家。

徐渭出生在一个趋向衰落的大家族。他的父亲徐鏓（cōng）做过四川夔（kuí）州府（今重庆北部）的同知，原配童氏，生下徐淮、徐潞两个儿子，继娶苗氏，不曾生育，晚年纳妾生下徐渭，而其父在徐渭出生百日后就去世了。此后徐渭由嫡母苗夫人抚养直到 14 岁，苗氏去世后，随长兄徐淮生活，直到 21 岁入赘潘家。早年生活并不愉快。由于是庶出，而两个嫡出的哥哥又比他年长二三十岁，所以徐渭在家中没有什么地位。在徐渭十岁那年，苗夫人把他的生母逐出了家门。幼年夺母，对徐渭是一个很大的刺激。虽然 29 岁那年他得以把母亲接回自己家中，但直到垂暮之年，他仍然不能忘怀这件事情。徐渭

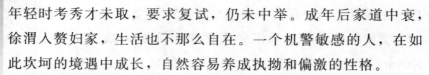

年轻时考秀才未取，要求复试，仍未中举。成年后家道中衰，徐渭入赘妇家，生活也不那么自在。一个机警敏感的人，在如此坎坷的境遇中成长，自然容易养成执拗和偏激的性格。

徐渭生性极为聪慧，他六岁读书，九岁便能作文，十多岁时仿扬雄的《解嘲》作《释毁》，轰动了全城。当地的绅士们称他为神童，比之为刘晏、扬修。二十来岁时他与越中名士陈海樵、沈炼等人相交往，为"越中十子"之一。他多才多艺，在诗文、戏剧、书画等方面独树一帜，与解缙、杨慎并称"明代三大才子"。他是中国"泼墨大写意画派"创始人、"青藤画派"之鼻祖，其画能吸取前人精华而脱胎换骨，不求形似求神似，山水、人物、花鸟、竹石无所不工，以花卉最为出色，开创了一代画风，对后世画坛如八大山人、扬州八怪等，影响极大。书善行草，写过大量诗文，被誉为"有明一代才人"。徐渭能操琴，谙音律，爱戏曲，所著《南词叙录》为中国第一部关于南戏的理论专著，另有杂剧《四声猿》及文集传世。有人说，如果徐渭活在今天，那么他大概可以跟启功比书法，跟黄永玉比绘画，跟余光中比作诗，跟高行健比戏剧，跟余秋雨比散文……在王维和苏轼之后，这样的全能型选手实属不世之才（不世之才：指世上罕见的人才）。

自幼以才名著称乡里的徐渭，一向颇有些自负自傲，对功名事业充满了向往，然而在科举道路上却屡遭挫折。20岁那年，他考中了秀才，此后参加乡试，直到41岁，考了八次，未能中举。其间26岁时丧妻，从潘家迁出，以教书糊口，直到37岁时应胡宗宪之邀，入幕府掌文书。

嘉靖三十六年（1557 年），徐渭以才名为总督东南军务胡宗宪所招，入幕府掌文书。之初，他为胡宗宪作《进白鹿表》，受到嘉靖帝的赏识。后胡宗宪受到参劾，在狱中自杀，他原先的幕僚有好几人受到牵连。徐渭生性多疑，有些敏感偏激，连年应试未中，精神上很不愉快，此时他对胡宗宪被构陷而死深感痛心，更担忧自己受到迫害，心情十分沉郁苦闷，渐渐对人生彻底失望，他也想自杀以了其人生。徐渭写了一篇文辞愤激的《自为墓志铭》后：先以利斧击破自己的头部，"血流被面（被：bèi，覆盖），头骨皆折"，幸而不死；又以三寸长的柱钉刺入左耳，又不死；后又用锥子击碎自己的肾囊，仍不死。连续自杀多次，均未果。如此反复发作，反复自杀有九次之多。

嘉靖四十五年（1566 年），徐渭在又一次狂病发作中，因怀疑继妻张氏不贞，将她杀死，因此被关入监牢。他在狱中完成《周易参同契》注释，揣摩书画艺术。在朋友多次解救下，徐渭坐了七年牢，终于借万历皇帝即位大赦之机获释。此时的徐渭已经 53 岁了。经历如此磨难，徐渭已不再有什么政治上的雄心，但他对国事的关注却老而未衰。

出狱后，徐渭先在江浙一带游历，登山临水，并交结了许多诗画之友。60 岁时，徐渭应张元忭（biàn）之招去北京，但不久两人的关系就恶化了。据张岱的记叙，张元忭是个性格严峻、恪守礼教的人，而徐渭却生性放纵，不愿受传统礼法的束缚。张元忭常常以封建礼教约制徐渭，这使徐渭大为恼火。他曾对张元忭说：我杀人当死，也不过是颈上一刀，你现在竟要把我剁成肉糜！由于和老朋友的交恶，加上与官僚们交往受到

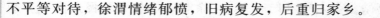

不平等对待，徐渭情绪郁愤，旧病复发，后重归家乡。

晚年乡居的日子里，徐渭越发厌恶富贵者与礼法之士，所交游的大都是过去的朋友和追随他的门生。常"忍饥月下独徘徊"，杜门谢客，据说有人来访，徐渭不愿见，便手推柴门大呼："徐渭不在！"其中只在张元忭去世时，去张家吊唁以外，几乎闭门不出，他一生不治产业，钱财随手散尽，此时只得靠卖字画度日。但手头稍为宽裕，便不肯再作。倒是一班门生和晚辈的朋友，或骗或抢，常常得到他的杰作。徐渭似乎特别嗜蟹，许多题画诗记载了朋友们用活蟹来换他画蟹的经过。最后几年，徐渭身患多种疾病，大约画也不能常作，生活更为贫苦。《徐文长文集》中有《卖貂》《卖磬》《卖画》《卖书》诸诗，显示出徐渭凄凉的晚境。

古语云："人活七十古来稀。"徐渭活了73岁，在古人里寿数不短，享年和白居易一样。但两人的际遇可谓天壤之别。白居易能在"长安米贵，居大不易"的地方考取功名，鲤鱼跳龙门，虽然曾被贬过青州司马，但总的来说还是官越做越大，声动帝京，名播海外。而徐渭却不一样，一方面他才名早扬，身手不凡，六岁攻诗书，九岁做文章，有神童美誉；另一方面却蹭蹬科场（蹭蹬：cèng dèng，险阻难行，又指困顿，失意），屡试不第。从二十出头锋芒毕露，到四十不惑，屡战屡败，无出头之日。科举对人性的扭曲不言而喻，为求生计，他这样一个狂傲自负、疾恶如仇的人，只好给官吏做入幕之宾，难免写些官样文章。当然在幕府中也有许多不如意的事。这种知行的歧出酿造了他人生的悲剧。

徐渭中年以后的生活是非常不幸的，家庭经济彻底破产，使他落到赤贫地位。尽管如此，他仍然怀有满腔热血，忧国忧民。徐渭精神疯癫，不断自残，晚景凄凉，孑然一身，抑郁而终。死时仅有一只狗伴其身旁，床上连完好的席子都没有。

徐渭在七言绝句《题葡萄图》中道："半生落魄已成翁，独立书斋啸晚风，笔底明珠无处卖，闲抛闲掷野藤中。"徐渭满腹文才，却似明珠复土无人识得，只落得怀才不遇，仕途失意，一生坎坷，如今年已五旬，还颠沛流离……想到这些，不由悲从中来。这悲凉凄切的诗句，反映了徐渭从心底里发出了世道不公，壮志难酬的时代感叹！"明珠"是指葡萄，作者借葡萄画无处卖，抒发了自己无人赏识，壮志未酬的无限感慨和年老力衰，孤苦伶仃的凄凉之情。

徐渭毕生潦倒、愤懑孤独，死难瞑目。身后却声名鹊起，煊赫万分。八大山人、扬州八怪、郑板桥、齐白石诸人都献心香一瓣，恨不能与之生逢同世，唯其马首是瞻。明朝著名文学家袁宏道为之作传，说他"胸中有一股不可磨灭之气，英雄失路，托足无门之悲"，堪称痛彻骨髓、入木三分。

徐渭一生命运多舛（舛：chuǎn，形容不顺，不幸），而正是这坎坷不平的身世造就了他抑郁、多疑、易怒等悲剧性格，也注定了他的悲惨结局。

明代政治稳定，科技发达，中医学得到了较大发展。郁证研究方面，《医学正传》首先采用"郁证"作为病证名称，《赤水玄珠》阐述了郁证发病内在因素，《景岳全书》探讨了因病

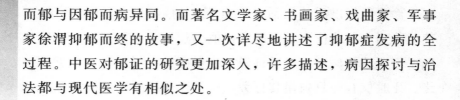

而郁与因郁而病异同。而著名文学家、书画家、戏曲家、军事家徐渭抑郁而终的故事，又一次详尽地讲述了抑郁症发病的全过程。中医对郁证的研究更加深入，许多描述，病因探讨与治法都与现代医学有相似之处。

第六节　清代时期话抑郁

清代时期，中医学传统理论和实践已臻于完善和成熟，尤其是温病学派形成，以吴鞠通、叶天士等为代表，对治疗传染性热病，降低死亡率、预防传染起到了积极作用。王清任《医林改错》刊行，纠正了前人关于人体脏腑记载的某些错误，认识到医家掌握正确人体脏器知识的重要性。19世纪末，西方医学传入，一些接触过西方思想的人，认识到中西医各有所长，迫切探索发展中国医学之路，试图把西医学术加以汇通。郁证诊治方面，在各类医学书籍如《临证指南医案》《续名医类案》等，甚至志怪小说《阅微草堂笔记》中都可见到郁证病案的记载。

一、叶天士与郁证病案

叶天士（1667—1745年），名桂，字天士，号香岩，别号南阳先生，晚年号上津老人，吴县（今江苏苏州）人。祖父叶紫帆（一作子蕃）和父亲叶朝采都是当地名医。叶天士12岁时随父学医，14岁时，父亲去世，又随父亲一位姓朱的门人继续学习。他勤奋好学，聪颖过人，没几年，就超过了教他的朱先生，声名远播。他是中医学史上温病学派的创始人，其声望地位，并不在"金元四大家"之下，也是名贯大江南北的人物。他曾给到江南微服巡访的乾隆皇帝号脉诊病，乾隆亲笔写了"天下第一名医"的匾额赐给他。

叶天士从小酷爱医学，阅读古籍，博采众长，而且性格十分谦逊，虚怀若谷，善于学习他人长处。他信守"三人行必有我师"的古训，凡是听说有比自己高明的医生，都不远千里前往求教，从不矫作遮掩。

专门记载当时之奇人异事、鬼狐神仙的笔记小说《客窗闲话》，记述了叶天士求医拜师的故事。

曾有一位患者，命在旦夕，叶天士认为是无法救治了，可一年后，却又见到了这个人，原来是一位老和尚把他的病治好了。这位长老医术之高明，用药之有胆略，让叶天士心服口服。第二天，叶天士便赶往宝山寺向老和尚求学。他隐姓埋名，从学徒做起，挑水担柴，劳动之余就精研学问。过了几年，老和尚对他说，你已经学到了我所有的本事，可以下山了，以你现在的医术，完全可以独立行医，你的水平甚至已经超过了江南名医叶天士。他闻得此言，连忙伏地叩首，告诉老和尚自己就是叶天士。老和尚吃惊不小，也感动不已，连忙说："老僧医术浅薄，哪堪为师！"但在叶天士一片诚心之下，长老只好答应。叶天士也就在寺里长住了下来，一面侍候老和尚，一面继续向他学习医术。后来，长老年迈圆寂归天，叶天士协助

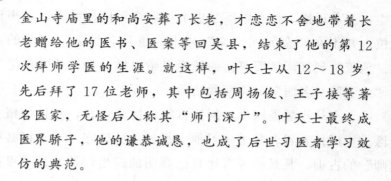

金山寺庙里的和尚安葬了长老，才恋恋不舍地带着长老赠给他的医书、医案等回吴县，结束了他的第12次拜师学医的生涯。就这样，叶天士从12～18岁，先后拜了17位老师，其中包括周扬俊、王子接等著名医家，无怪后人称其"师门深广"。叶天士最终成医界骄子，他的谦恭诚恳，也成了后世习医者学习效仿的典范。

叶天士的《临证指南医案》搜罗宏富，征引广博，按语精当，实用性强，不仅比较全面地展现了他在温热时证、各科杂病方面的诊疗经验，而且充分反映了他融汇古今、独创新说的学术特点，对中医温热病学、内科病学、妇产科学等临床医学的发展均产生了较大的影响。该书是中医教学、研究和临床诊疗必读的古籍之一。后来，以简体通行本的形式重新整理出版此书，对于进一步学习、掌握古代医家的临床经验，继承、发扬历代先贤的学术思想，开发新一代中医治疗技术和药品，不断提高临床诊疗水平，都具有重要的现实意义。

《临证指南医案》共十卷。卷一至卷八以内科杂病医案为主，兼收外科及五官科医案，卷九和卷十分别为妇科医案和儿科医案。全书序列89门，述证86种，每门以病症为标目，序列其经治医案，言简意赅，切中肯綮（肯綮：kěn qìng，指骨肉相连的地方，比喻重要、关键），于学术多有所体悟，于后学启迪甚多。每门之末均附有论述该门证治大要的附论一篇，系由叶氏门人分别执笔撰写而成。

该书充分注意到精神治疗对郁证的重要意义，其中郁篇所载的病例，均属情志之郁，治则涉及疏肝理气、苦辛通降、平肝熄风、清心泻火、健脾和胃、活血通络、化痰涤饮、益气养阴等法，用药清新灵活，颇多启发，并认为"郁证全在病者能移情易性"。

《临证指南医案·郁》共载医案38则，方剂41首，详尽列数了叶天士治疗郁病的处方和用药。书中记载："郁损心阳，阳坠入阴为淋浊，由情志内伤，即为阴虚致病，见症乱治，最为庸劣，心藏神，神耗如惯，诸窍失司，非偏寒偏热药治，必得开爽，冀有向安，服药以草木功能，恐不能令其欢悦。"讲述了郁损心阳证的病机。

病案一： 胡某（46岁），悲泣，乃情怀内起之病，病生于郁，形象渐大，按之坚硬，正在心下，用苦辛泄降，先从气结治。（心下痞结）

川连、干姜、半夏、姜汁、茯苓、连皮、瓜蒌。

此案讲述了患者因情志悲伤哭泣形成郁证，导致心下痞结证候，治疗上采用苦辛泄降之法，治疗气结于心下之症。

病案二： 季某（69岁），老年情志不适，郁则少火变壮火，知饥，脘中不爽，口舌糜腐，心脾营损，木火劫烁精华，肌肉日消，惟怡悦开爽，内起郁热可平，但执清火苦寒，非调情志内因郁热矣。（郁损心脾营内热）

金石斛、连翘心、炒丹皮、经霜桑叶、川贝、茯苓。

此案讲述了一老年患者长期情志不遂，郁损心脾营内热，导致脾胃不适，口舌生疮，消瘦，易饥饿等症状，治疗上用苦寒之品清火养营，并注重调节情志。

病案三：朱某（32岁），因抑郁悲泣，致肝阳内动，阳气变化火风。有形有声，贯膈冲咽，自觉冷者，非真寒也。内经以五志过极皆火，但非六气外来。芩连之属，不能制伏，固当柔缓以濡之。合乎肝为刚脏，济之以柔，亦和法也。（肝郁风火升）

生地、天冬、阿胶、茯神、川斛、牡蛎、小麦、人中白，熬膏。

此案讲述了患者因抑郁悲泣，导致的肝郁化火的症状，治疗上用上述药物养肝阴，清肝火，熄肝风。

病案四：朱某，情怀悒郁，五志热蒸，痰聚阻气。脘中窄隘不舒，胀及背部。上焦清阳欲结，治肺以展气化。务宜怡悦开怀。莫令郁痹绵延。（木火上升肺不肃降）

鲜枇杷叶、杏仁、栝蒌皮、郁金、半夏、茯苓、姜汁、竹沥。

此案患者情志抑郁日久，导致肝火上升，肺失肃降，生痰生热的症候，治疗上除了清泻肝火，肃肺化痰，同时注重调节情志。

病案五：陆某（25岁），病起忧虑上损，两年调理，几经反复。今夏心胸右胁之间，常有不舒之象。此气血内郁少展，支脉中必有痰饮气阻，是宜通流畅脉络。夏季宜进商（商：五音之一，商音是哀伤的意思）矣。（郁损脉络痰饮阻气）

天竺黄、茯神、郁金、橘红、远志、石菖蒲、丹参、琥珀、竹沥法丸。

此案在患者亦为抑郁日久，胸胁不舒，久病入络，气郁痰阻。

医案六：张某（女），据说丧子悲哀，是情志中起，因郁成劳。知饥不能食，内珠忽陷忽胀，两胁忽若刀刺。月经先期，色变瘀紫。半年来医药无效者，情怀不得解释，草木无能为矣。

人参、当归、生白芍、炙草、肉桂、炒杞子、茯苓、南枣。

此案中的患者，经丧子之痛，情志抑郁，因郁日久成虚劳病，有饥饿的感觉，但不思饮食，或食不多，内珠忽陷忽胀，两胁时而刀刺样疼痛，月经先期，经色紫暗等症，一般的药物不能治愈。叶天士用补气养血健脾调经之法治疗。

上述病例，均属情志之郁，其中以气郁、痞满最多，最常见的症候为肝郁脾虚证和气郁化火证；治法涉及疏肝理气、苦辛通降、平肝熄风、清心泻火、健脾和胃、活血通络、化痰涤饮、益气养阴等法；用药上出现频次最多的药物为茯苓、牡丹皮、白芍、郁金、当归等。总结其用药规律为：注重淡渗药物茯苓的使用，注重使用活血凉血药物，善用宣肺药物，辅用通络药物。叶天士用药清新灵活，对后世医者影响深远。

二、王清任论活血化瘀治郁证

王清任（1768—1831年），又名全任，字勋臣，直隶玉田（今河北玉田）人，邑武庠生（庠：xiáng，指学校。庠生：明清科举制度中府、州、县学生员的别称，泛指秀才），又纳粟（纳粟：古代富人捐纳财货以获得官爵或赎罪。明清两代富家弟子捐纳财货进国子监为监生，可直接参加省城、京都的考试）得千总职，是清代富有革新精神的解剖学家和医学家。

王清任受祖上行医影响，20岁便弃武习医，30岁时在北京开了一家医馆，名为"知一堂"，他的医术十分精湛，而名噪于一时。因其精究岐黄之术，对于古书中对人体构造与实际情况不符，敢于提出修正批评。王清任认为："著书不明脏腑，岂非痴人说梦；治病不明脏腑，何异盲子夜行。"他冲破封建礼教束缚，进行近30年的解剖学研究活动。他精心观察人体构造，并绘制图形，纠正前人错误，写成《医林改错》。

王清任勇于革新的精神甚得好评。中国近代思想家、政治家、教育家梁启超说过："王勋臣（王清任，字勋臣）……诚中国医界极大胆革命论者，其人之学术，亦饶有科学的精神。"中国近现代最著名的中医医史文献学家之一的范行准在他所著《中国医学史略》中这样评价王清任："就他伟大实践精神而言，已觉难能可贵，绝不逊于修制《本草纲目》的李时珍。"中医七大派中的"中西医汇通派"创始人之一的唐宗海，在其《中西汇通医经精义》中云："中国《医林改错》中，剖视脏腑与西医所言略同，因采其图以为印证。"《医林改错》一书极大地丰富了祖国医学宝库。此书曾被节译成外文，对世界医学的发展也产生了一定影响。

该书是一部几百年来为医学界争论不休的医书。书中主要阐述了两个观点：一是"改错"。王清任认为，我国古代医书中对人体脏腑的位置、大小和重量的描述并不确切，他曾在瘟疫流行的灾区观察未掩埋的儿童尸体300多例，逐一进行了解剖和观察，绘制了大量的脏腑图。他认为前世许多医书的讲法不正确，必须加以改正，故书名便为《医林改错》。二是阐述"瘀血说"。他阐述了著名的"瘀血说"，这是他对人体气血的一种特殊的认识。他认为，气与血皆为人体生命的源泉，但同时也是致病因素。不论外感内伤，对于人体的损伤，皆伤于气血而非脏腑。气有虚实：实为邪实，虚为正虚；血有亏瘀，亏为失血，瘀为阻滞。他认为瘀血是由于正气虚，推动无力造成的，故血瘀证皆属虚中夹实。故而他倡导"补气活血"和"逐瘀活血"两大法则。他对郁证中血行郁滞的病机作了必要的强调，奠定了后世以活血化瘀法治疗抑郁症的理论基础。

郁证中血行郁滞证主症：精神抑郁日久，性情急躁，头痛，失眠，健忘，或胸胁疼痛，或身体某部有发冷或发热感，舌质紫暗，或有瘀点、瘀斑，脉弦或涩。

治法：活血化瘀，理气解郁。

方药：血府逐瘀汤。本方由四逆散合桃红四物汤加味而成。四逆散疏肝解郁，桃红四物汤活血化瘀而兼有养血作用，配伍桔梗、牛膝理气活血，调和升降。

王清任的《医林改错》奠定了气虚血瘀理论的基础，创立了补气活血治则，他留下的著名的"通窍活血汤""血府逐瘀汤""膈下逐瘀汤""身痛逐瘀汤"及补气活血的"补阳还五汤"等方剂，至今还在临床上广泛应用。

三、老中医用"逗笑疗法"治抑郁

请看如下案例。

清代有一位巡按大人，患有精神抑郁症，终日愁眉不展，闷闷不乐，几经治疗，终不见效，病情一天天严重。经人举荐，一位老中医前往诊治。老中医望闻问切后，对巡按大人说："您得的是月经不调症，调养调养就好了。"巡按听了捧腹大笑，感到这是个糊涂医生，怎么连男女都分不清。此后，每想起此事，仍不禁暗自发笑，久而久之，抑郁症竟然好了。一年之后，老中医又与巡按大人相遇，这才对他说："君昔日所患之病是'郁则气结'，并无良药，但如果心情愉快，笑口常开，气则疏结通达，便能不治而愈。你的病就是在一次次开怀欢笑中不药而治的。"巡按这才恍然大悟，连忙道谢！

逗笑疗法妙在出奇制胜。当遇到一些比较棘手的僵局时，如果瞬间将当事人逗笑，能有效地缓和局面、解决问题。这种逗笑疗法与朱丹溪说丧妻男子"有喜脉"是一个道理，全都采用了喜乐制胜悲忧的治法。

北京儿童医院曾连续十余年用"逗笑疗法"辅助治疗儿童疾病。医院请来的小丑都受过专门培训，他们了解患儿的需求，知道如何与孩子们沟通。有的孩子说："只要小丑叔叔在，就觉得哪儿都不疼了。"笑能治病，对于身受疾病困扰的患儿来说，住院期间更需要欢笑来辅助治疗、调剂心情。为此，北京儿童医院将"逗笑疗法"渗透到日常的医疗行为之中，研究如何针对不同年龄、不同疾病、不同个性的孩子，推出各自适宜的"逗笑疗法"。北京儿童医院还常常请来义工，教住院患儿英语、叠纸、画画等，并组织患儿表演节目，举办各种才艺比赛，为他们准备小奖品。病房里，还特别开设了"图书角"，在治疗的间隙，护士们会带着孩子们一起读书、看报、讲故事。这些人性化的"逗笑"疗法，改变了孩子和家长们心中"住院就是吃药、打针、输液"的可怕印象，进而避免了部分患儿因重病不适引发的抑郁情绪，让他们感到，病房也可以有笑声和温暖。

四、《银海指南》关于抑郁症的记载

清代眼科专著《银海指南》四卷，刊于清嘉庆十五年（1810年）。作者顾锡，字养吾，号紫槎，清代眼科医家，浙江吴兴人。后迁居上海松江西郭，师事练市王某学医。顾锡以治疗眼疾见长。他提出眼病大抵以肝肾为本，舍本而从标皆非正法，最擅长以内治法治眼疾，忌用针刺、钩割及炮烙。用方多宗张景岳。

《银海指南》一书详细论述了眼病的病因病机，其中论及全身病兼目疾是其一大特色，其学术理念对后世中医眼科学影响深远，时至今日仍然有指导意义。顾锡认为："医虽有专科，而病则无专病也。""若夫中风、头风、虚劳、鼓胀、噎膈、咳嗽、黄疸、遗浊、症瘕、泻痢，以及外科疮疡、女科胎产、经带、儿科痘疹、疳积皆有目疾，不得不一一著明。"顾锡所论及全身病兼目疾共16种，基本上涵盖了常见病所兼之目疾。

顾锡在《银海指南》中云："一曰忧郁。或因衣食之累，或因利害之牵，终日攒眉而致郁者。志意乘违，神情消索，心脾渐至耗伤，气血日消，饮食日少，肌肉日消。"这段文字描述了心脾两虚型郁证的病因多为"衣食之累，或因利害之牵"；

其临床症状与抑郁症的精神萎靡、情绪低落，日久食欲缺乏，消瘦等临床特点相符合，也与金元之前从"虚（劳）"认识抑郁症一脉相承。

五、一幅《春景图》治好抑郁症

《春景图》是南宋画家刘松年《四景山水图》册中的一幅作品。《四景山水图》分四幅绘春、夏、秋、冬四景，描绘了幽居于山湖楼阁中的大夫闲逸的生活。全卷画风精巧，彩绘清润，季节渲染十分得体，笔墨苍逸劲健。其中界画屋宇无丝毫不爽，山石多用小斧劈皴，秀润过之。

《春景图》画堤边庄院。桃李争妍，嫩柳成荫，远山迷蒙不清，杂树小草很有生机，给人以春意盎然、心情舒展的审美感受。堤头两侍者牵马携盒向小桥走近，阶下童仆忙于清理担具，像是随从主人倦游归来的样子。

清末光绪年间，建昌府大绅士章寿春，家庭甚富。知命（知命：代称 50 岁）那年，心情郁郁，整日不乐，求治医家，服了不少方剂，但均未能奏效。章绅士逢人便说："我怕活不到来年春天了，年前就要'远游'，如能看到明春百花争艳，那真要谢天谢地了。"

这话传到"儒医"李小山和著名国画家邓腊礼耳朵里，他俩商量决定对症下"药"——以画治病。邓腊礼画了一幅《春景图》，以细墨淡彩之笔，勾绘出一幅春意盎然的山水图。李小山在其画卷上角题有一首《咏春词》：

春景妍，蜂蝶蹁翩，百鸟闹春喧。

柳荫下，驾着小船，摇过沙滩，飘然到前川。

口诵庄子《逍遥篇》，何等安闲，何等自然。

富贵功名身外物，金玉良田，带不到阎王殿，倒不如把它抛一边。

身心清静，不是神仙，胜似神仙。

李小山、邓腊礼将此画卷送到章寿春手里。章寿春见《春景图》，爱不释手，便将画卷挂于书房。他每每观赏画卷时，心灵犹如在画间春色中散步，仿佛见到繁花似锦、鸟语啾啼、花香扑鼻的春天。再细细揣摩颇有哲理的题画词，心境豁然开朗。如此，清心养神，渐渐地进入翌年春天怀抱，所得之抑郁症，竟悄然消逝。

这是古今众多的"观画治病"之一例。观画是欣赏艺术，是一种审美活动，它必然引起患者的想象，使其进入乐观、美好的思想境界，从而促使人体分泌出有益于健康的激素、酶等物质，起着调节血液流量，兴奋神经细胞和增强免疫功能的作用，这就是心理学方面所说的"精神疗法"。

六、郑板桥画竹解肝郁

郑板桥（1693—1765年），原名郑燮（xiè），字克柔，号理庵，又号板桥，人称板桥先生，江苏兴化人。他于康熙年间考取秀才，雍正十年（1732年）中举人，乾隆元年（1736年）为进士，曾任山东范县、潍县县令，有一定的政治声誉。后客

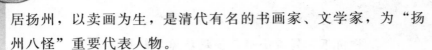

居扬州，以卖画为生，是清代有名的书画家、文学家，为"扬州八怪"重要代表人物。

郑板桥一生只画兰、竹、石，自称"四时不谢之兰，百节长青之竹，万古不败之石，千秋不变之人"。其诗书画，世称"三绝"。作为清代文人画家，其代表作品有《修竹新篁图》《清光留照图》《兰竹芳馨图》《甘谷菊泉图》《丛兰荆棘图》等，并著有《郑板桥集》。

郑板桥以怪出名！他的"怪"颇有点济公活佛的味道，他的"怪"中总含几分真诚，几分幽默，几分酸辣。每当他看到贪官奸民被游街示众时，便画一幅梅兰竹石，挂在犯人身上作为围屏，以此吸引观众，借以警世醒民。

郑板桥题过几副著名的匾额，其中以"难得糊涂""吃亏是福"最为脍炙人口。据说，"难得糊涂"四个字，题于山东莱州云峰山。

有一年，郑板桥专程至山东莱州云峰山观春秋时期郑文公的碑文，流连忘返，天黑了，不得已借宿于山间茅屋。屋主为一儒雅老翁，自命"糊涂老人"，出语不俗。他的室中陈列了一块方桌般大小的砚台，石质细腻，镂刻精良，郑板桥十分叹赏。老人请郑板桥题字以便刻于砚背。板桥认为老人必有来历，便题写了"难得糊涂"四字，用了"康熙秀才雍正举人乾隆进士"的方印。

因砚台地大，尚有许多空白，板桥说老先生应该写一段跋语。老人便写了"得美石难，得顽石尤难，由美石而转入顽石更难。美于中，顽于外，藏野人之庐，不入宝贵之门也"。老人也用了一块方印，印上的字是"院试第一，乡试第二，殿试第三"。

板桥一看大惊，知道老人是一位隐退的官员。有感于"糊涂老人"的命名，见砚背上还有空隙，便也补写了一段话："聪明难，糊涂尤难，由聪明而转入糊涂更难。放一着，退一步，当下安心，非图后来报也。"

郑板桥当时正在山东潍县当知县。一向正直、率真、清正廉明的郑板桥，在当时的官场上很吃不开，常常受到恶势力的嘲讽、刁难。他一面以嬉笑怒骂来抗争，一面又彷徨悲观，产生了脱世思想。这时他的情绪，是压抑、苦闷、孤独、自嘲、彷徨、悲观、痛苦交织在一起。就是在这种情绪下，他写了"难得糊涂"的字幅，不久便辞官归隐。

郑板桥的这种心理和处世哲学，既有不与恶势力同流合污的立场和骨气，也有看破红尘后的脱世思想。后人多爱买郑板桥"难得糊涂"的字幅，主要是欣赏他的处世哲学。

相传，郑板桥喜爱画竹。除了竹的风骨能表现其洒脱、豁达、坚忍不拔的精神追求外，还因为画竹曾治好过他的肝郁症。

郑板桥是个有大抱负的学士，博闻多才，满腹经纶。由于他性格孤傲，既不逢迎讨好，也不随波逐流，所以生活很清苦，兼之心忧天下，于是得了肝气郁结之症，时感胸闷不适，胁肋隐痛，胃口不佳。眼看他一天天消瘦下去，家人请医生来诊治，可他索性连医生也不愿见。

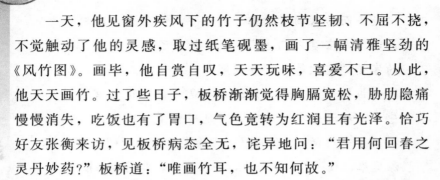

　　一天，他见窗外疾风下的竹子仍然枝节坚韧、不屈不挠，不觉触动了他的灵感，取过纸笔砚墨，画了一幅清雅坚劲的《风竹图》。画毕，他自赏自叹，天天玩味，喜爱不已。从此，他天天画竹。过了些日子，板桥渐渐觉得胸膈宽松，胁肋隐痛慢慢消失，吃饭也有了胃口，气色竟转为红润且有光泽。恰巧好友张衡来访，见板桥病态全无，诧异地问："君用何回春之灵丹妙药？"板桥道："唯画竹耳，也不知何故。"

　　张衡略懂医道，沉思片刻悟道："肝主疏泄，汝怀才不遇，忧国忧民，日火而忧郁伤肝。肝不疏泄则肝气郁结，方有胸闷、叹息和肝脾不和的症状……然汝时常画竹，一来精神有所寄托和转移，感情上得以宣泄；二来观竹画竹时常感受竹子舒畅的神姿，心情不觉地随之开朗了；三来运气作画也使肝气慢慢疏泄。此汝画竹解肝郁的道理之所在。"

　　板桥闻言，深感有理。于是，与竹结下了不解之缘。

　　郑板桥一生喜竹爱竹，痴竹迷竹，指竹作诗，写竹入画，咏竹言志，画竹传情，还画竹解肝郁。郑板桥画出了竹的品格，又是竹成就了郑板桥的声名。

七、《阅微草堂笔记》中的抑郁案例

　　清朝文言短篇小说《阅微草堂笔记》，于清朝乾隆五十四年（1789 年）至嘉庆三年（1798 年）由翰林院纪昀以笔记形式编写成的。在时间上，该书主要搜集各种狐鬼神仙、因果报应、劝善惩恶等，当代前后流传的乡野怪谈，或亲身听闻的奇情轶事；在空间上，其涵盖范围则遍及全国，远至乌鲁木齐、伊宁、滇黔等地。

纪昀（1724—1805 年），字晓岚，又字春帆，自号石云，又号观弈道人，直隶献县（今河北献县）人。纪晓岚是清代政治家、文学家。乾隆年间任官员，历任左都御史，兵部、礼部尚书，协办大学士加太子太保管国子监事致仕，曾任《四库全书》总纂修官。

《阅微草堂笔记》记载了如下一则故事。

刘羽冲，佚其名，沧州人。先高祖厚斋公多与唱和，性孤僻，好讲古制，实迂阔不可行。尝倩（倩：qiàng，请）董天士作画，倩厚斋公题。内《秋林读书》一幅云："兀坐秋树根，块然无与伍。不知读何书，但见须眉古。只愁手所持，或是井田谱。"盖规之也。

偶得古兵书，伏读经年，自谓可将十万。会有土寇，自练乡兵与之角，全队溃覆，几为所擒。又得古水利书，伏读经年，自谓可使千里成沃壤。绘图列说干州官。州官亦好事，使试于一村。沟洫甫成（洫：xù，水渠；甫：刚刚），水大至，顺渠灌入，人几为鱼。

由是抑郁不自得，恒独步庭阶，摇首自语曰："古人岂欺我哉！"如是日千百遍，唯此六字。不久发病死。后，风清月白之夕，每见其魂在墓前松柏下，摇首独步。倾耳听之，所诵仍此六字也。或笑之，则欻（xū，忽然）隐。次日伺之，复然。

泥古者愚，何愚乃至是欤？

何文勤公尝教昀曰："满腹皆书能害事，腹中竟无

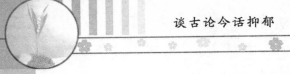

一卷书亦能害事。国弈不费旧谱，而不执旧谱；国医不泥古方，而不离古方。故曰：'神而明之，存乎其人。'又曰：'能与人规矩，不能使人巧。'"

故事大意是，刘羽冲，其名字遗失了，他是沧州人。他去世的高祖刘厚道士，大多时间跟人以诗互相赠答。他性情孤僻，喜欢讲古代规章制度，实在是迂腐，行不通。刘羽冲曾经请董天士作画，请刘厚道士题诗。他屋内有一幅画《秋林读书》，上面题诗是："兀坐（兀坐：独自静坐）秋树根，块然（块然：孤寂）无与伍。不知读何书，但见须眉古（须眉古：面目很像古人）。只愁手所持，或是井田谱（井田谱：指《周礼井田谱》）。"大概是规劝他的。

有一回，刘羽冲偶然得到一部古代的兵书，伏案读了一年，自认为可以统领十万人马。这时，恰逢有土匪强盗出没，他训练乡兵跟土匪强盗较量，结果溃败覆没，乡兵差不多被擒获。有一次，他又找到一部古代水利建设的书，伏案读了一年，自认为可以使千里之地变成沃土。他绘制水利图依次向州官游说，州官也喜欢多事，就让他在一个村子试行。沟渠刚刚挖成，大水就来到了，顺着沟渠灌入村子，村民几乎被淹死了。

由于这样，他抑郁寡欢，很不自在。他常常独自在庭院散步，摇着头自言自语地说："古人怎会骗我！"像这样一天说千百遍，只说这六个字。不久，他得重病死了。后来，每逢风清月白的傍晚，常见他的魂魄游荡在墓前松柏下，摇着头独自漫步。侧耳细听，他述说的仍然是这六个字。有人笑他，他就忽然隐去了。第二天探察他，又是这样。拘泥于古代成规或古人

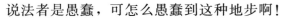

说法者是愚蠢，可怎么愚蠢到这种地步啊！

何文勤先生曾经教导我说："满腹都是书会妨害做事，腹中竟然没有一卷书，也会妨害做事。棋类国手不会废弃旧的棋谱，而不偏执于旧的棋谱；国医不会拘泥于古代的药方，却不背离古代的药方。所以说：'要真正明白某一事物的奥妙，在于各人的领会。'又说：'（木工）能把制作的准则传授给别人，但不能使别人技巧高超。'"

八、《续名医类案》中的抑郁案例

《续名医类案》为清代医家魏之琇继明代《名医类案》之后的一部中医医案巨著。魏之琇（1722—1772 年），字玉横，一作玉衡，号柳洲，浙江杭州人，清代医学家，也是当时有名的诗人。该书集录了清初以前历代名医临证验案，成书于清乾隆三十五年（1770 年）。张子和的一些情志疗法案例，均出于此。

病案一：

> 一妇人，因丧子怀抱不舒，腹胀少寐，饮食素少，痰涎上涌，月经频来。曰：脾流血而主涎，此郁闷伤脾，不能摄血制涎归源。遂用补中益气、济生归脾二汤而愈。又用八珍汤调理而愈。

此案是说，一位女患者丧子后情志抑郁，腹胀，失眠，食欲缺乏，痰多，月经淋漓。医者认为，这是脾虚之故，忧思郁闷伤脾，脾虚生痰湿，脾气虚不能摄血，而致月经频来。治疗上，用补中益气汤、济生归脾汤，再用八珍汤调理而痊愈。

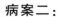

病案二:

　　朱氏子,场屋(场屋:指科举考试)不利,郁郁而归,遂神志不清,胸满谵语(谵:zhān,话多,病中胡言),上不得入,下不得出,已半月。诊之,两脉虚涩兼结。此因郁所伤,肺金清肃之气不能下行,而反上壅,由是木寡于畏,水绝其源,邪火内扰,而津液干枯。胸中满结者,气不得下也;神昏谵语者,火乱于上也;上不得入,下不得出者,气化不清,而现晦塞之象也。但通其肺气,诸症自已。用紫菀五钱,宣太阴以清气化;干葛二钱,透阳明以散火郁;枳、桔各一钱,散胸中之结;杏仁、苏子各二钱,导肺中之痰。一剂而脉转神清,再剂而诸症悉退。改用归脾汤调理而痊。

　　此案是说,患者朱姓科举考试屡试不中,心情抑郁,回家之后神志不清,胸口满闷,胡言乱语,不能进食,大小便不利,将近半个月了。医生诊脉有虚涩兼结之象。这个病因为抑郁情绪伤及肺脏,肺失肃降,气反上壅,于是波及肝肾,气机不畅,邪火内扰,津液耗伤,而见上证。治疗以通其肺气为主,药用紫菀、葛根、枳壳、桔梗、杏仁、苏子调肺化痰,服用一剂即脉转神清,服第二剂则诸症悉退。再用归脾汤调理至痊愈。

病案三:

　　姑苏张涟水治(治:医治)纪华山,雅(雅:高尚，不庸俗），自负数奇（数奇：shù jī，命运不好），更无子，悒悒不快，渐至癖张，四年，肌肉削尽，自分死矣。张诊而戏之曰：公那须药？一第（第：科第）盆饭霍然。以当归六钱，韭菜籽一两，香附童便炒八钱。下之。纪有难色，不得已，减其半。张曰：作二剂耶？即服，夜忽梦遗，举家恟哭。张拍案曰：吾正欲其通耳。仍以前半剂进，胸膈间若勇士猛力一拥，解黑粪数升，寻啜粥二碗。再明日，中栉（栉：zhì，指梳子和篦子的总称）起见客矣。逾年生一子，即是表弟汝占也。

此案是说，患者纪华山平时喜欢自己过高地估计自己，又感叹自己命运不好，遇事多不顺利，加上一直求子不得，于是郁郁不快，逐渐感到胸腹间气机阻塞不舒，有时还有胀满的感觉，已经有四年之久。这个人越来越消瘦，料定自己快要死了。张涟水诊后，开玩笑说：你哪用得着吃药，考中进士，吃吃饭，疾病马上就好了。又用当归、韭菜籽、香附、童便治疗。纪华山不愿意服下，张涟水就让他减半治疗。患者服了第二剂后，出现梦遗现象，令家属十分激动。再服半剂，患者胸膈间像有勇士猛力一抱，排黑便数升，又喝下两碗粥。第二天就可以梳头见客人了。又过了一年，生下一子，这个孩子就是作者的表弟。

病案四：

一女与母相爱，既嫁，母丧，女因思母成疾，精

141

神短少，倦怠嗜卧，胸膈烦闷，日常恹恹（恹恹：yān yān，形容因病而精神疲乏），药不应。予视之曰：此病自思，非药可愈。彼俗酷信女巫，巫托降神言祸福，谓之卜童。因令其夫假托贿嘱之，托母言女与我前世有冤，汝故托生于我，一以害我，是以汝之生命克我，我死皆汝之故。今在阴司，欲报汝仇，汝病恹恹，实我所为，生则为母子，死则为寇仇。夫乃语其妇曰：汝病若此，我他往，可请巫妇卜之何如？妇诺之。遂请卜，一如夫所言。女闻大怒，诟（诟：gòu，指责）曰：我因母病，母反害我，我何思之？遂不思，病果愈，此以怒胜思也。

此案是说，有一位女子，自幼备受母亲疼爱，视若掌上明珠。母女骨肉情深，朝夕相处，难舍难分。无奈男大当婚，女大当嫁。女子嫁人不久，又遇到母亲突然病故，于是悲痛交加，思念不已，日久成疾。此女终日不乐，精神萎靡，倦怠嗜卧，不思饮食。夜间似睡非睡，嘴里不停地念叨。吃了许多药，都不见效。后来请名医韩世良诊治。韩医生诊后，对其丈夫说："这病是因为过于思念所得，用药不易治愈，须想特殊办法，断其思念之情。"他了解到此女子平素酷信巫师，就叫其夫暗地行贿，求一巫婆假扮患者的母亲显灵，以话激怒患者，来断绝恋母之情。一切安排妥当之后，其夫对女子说，你这样思念母亲，可不知母亲在地下是不是也思念于你，何不去找巫婆算上一算？女子觉得有理，欣然同意。于是把巫婆请来，焚香礼拜后，巫婆便学着她母亲的声调说起话来，学得非常逼真，她真的以为是母亲显灵。说到动人之处，女子不觉失声痛哭。这时，"母亲"突然改变神色，怒气冲冲地说："别哭！你的命与我相克，我过早而死，就是你相克的结果。我今在阴曹地府，要报前仇，你所患的病，就是我对你的报复。我生前与你是母女，死后与你是仇敌。"女儿听到这话，转悲为怒，指着"母亲"喊道："我因思母而病，母亲反来害我，岂有此理，念你何用？"从此不再思念，病情痊愈。

　　明清时期，中医学传统理论在探讨和实践中不断进步，郁证理论也已臻于完善，医家对郁证的认识更加深刻。明代《医学正传》，首先采用"郁证"作为病症名称。以后，所论郁证虽然仍包括外感致郁与情志致郁在内，但已逐渐把情志因素导致的郁证作为郁证的主要内容。郁证医案的许多症状的描述与体验，与现代医学的抑郁症十分相像。《银海指南》中有抑郁症的病情的描述。《赤水玄珠》《景岳全书》《临症指南医案》《医林改错》等医书，都阐述了郁证的病因病机、主要症状、治疗原则，治疗方法不仅限于药物，还有关于逗笑疗法、看画疗法、画画解忧等记载。《阅微草堂笔记》和《续名医类案》中，也有关于郁证的病例记载。

　　中医对"郁"的现象、病因、病机、治法、方药的研究，已经延续了上千年。而中国古文字常常一字多义。"郁"，就包括凝、积、滞、久等多种含义。而郁证之"郁"，则指因精神因素引起，以气机阻滞为基本病变的一类病证。中医学所说的郁，有广义与狭义之分。

广义的郁，以《内经》《丹溪心法》为代表。涉及五脏及气、湿、热、痰、血、食等内外因素的症状表现，病机为结聚而不得发越，升者不升，降者不降，变化者不变化。广义的郁，包括了外邪、情志等因素所致的郁。金元之前所说的郁大多在此范围，明代之后所论的郁，则以情志之郁作为主要内容。以《医学正传》《古今医统大全》为代表，越来越多的郁证专论研究，大量有关抑郁症的病案记载，说明中医已经关注并重视此病的临床诊治。

狭义的郁，是指由七情不畅或情志刺激导致的郁结不畅。病机为气机不畅，明清之后的医家认识到"因病而郁"和"因郁而病"的疾病之间的相互转换。目前所指的"郁证"，多数情况下指的是狭义上的郁。

中医学十分强调整体概念和辨证论治，这在郁证治疗中都得到了体现。在论治过程中，同样强调了心理治疗的重要性。中医对抑郁的研究，为人类了解并战胜抑郁症做出了巨大贡献。

第三章　现代医学对抑郁症的认识

抑郁症是一种常见的精神障碍。近年来，世界卫生组织支持的全球疾病负担（GDB），把抑郁症排在全球疾病负担的前列。同时，抑郁症又是一种非常复杂的疾病。尽管它与人类并存的历史相当漫长，但是人类对它全面系统的认识，却是近一百多年的事情。

第一节　抑郁情绪与抑郁症

一、抑郁情绪与抑郁症是一回事吗

现实生活中，经常听到有人用"郁闷""烦躁""不快""不爽""高兴不起来""提不起精神""提不起兴趣"等，来形容自己一段时间的心理状态。实际上，这些词都是抑郁情绪的代名词。那么，抑郁情绪和抑郁症是一回事吗？

情绪包括喜、怒、哀、乐、悲、恐、惊等，也有一些细腻微妙的情绪，比如嫉妒、惭愧、羞耻、自豪等。正常情况下，

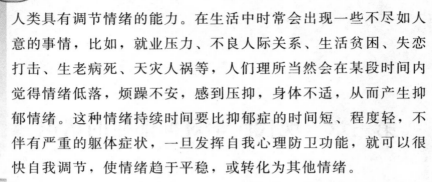

人类具有调节情绪的能力。在生活中时常会出现一些不尽如人意的事情，比如，就业压力、不良人际关系、生活贫困、失恋打击、生老病死、天灾人祸等，人们理所当然会在某段时间内觉得情绪低落，烦躁不安，感到压抑，身体不适，从而产生抑郁情绪。这种情绪持续时间要比抑郁症的时间短、程度轻，不伴有严重的躯体症状，一旦发挥自我心理防卫功能，就可以很快自我调节，使情绪趋于平稳，或转化为其他情绪。

抑郁症是一种疾病，又称抑郁障碍，它以显著而持久的心境低落为主要临床特征，是心境障碍的主要类型。临床可见心境低落与其处境不相称，情绪消沉从闷闷不乐到悲痛欲绝，自卑抑郁，甚至悲观厌世、有自杀企图或行为；甚至发生木僵即患者不言不语、不吃不喝、肢体不动，言语活动和动作行为处于完全抑制状态，大小便潴留（潴留：zhū liú，医学上指液体聚集停留）。由于吞咽反射的抑制，大量唾液积存在口腔内，侧头时顺着口角外流。部分病例有明显的焦虑和运动性激越，即患者表情痛苦，手足无措，不停地改变身体姿势，有时言语表达也出现问题，句子丧失完整性，语词重复；严重者可出现幻觉、妄想等症状。每次发作持续至少两周以上，长者数月或更长时间，多数病例有反复发作的倾向，每次发作大多可以缓解，部分可有残留症状或转为慢性。

举个例子：大学生小张和小王，都跟女朋友分手了。两个人都感到很痛苦，吃饭不香，不想出去打球，上课听讲很难集中注意力，想起从前的美好时光甚至伤心落泪。两周以后，小张可以正常活动，认真听讲，只是偶尔有些难过，很少想起失恋的打击。而小王则痛苦情绪持续不减，甚至有些加重。他感到自卑，不断自责，常常以泪洗面，无法正常上课，觉得活着没有意义，他经常不吃不睡，看着楼顶发呆，甚至想从楼上跳下去以彻底解脱。

从以上描述不难看出，小张属于失恋后的抑郁情绪，通过自我调节，逐渐恢复正常；而小王则患上了抑郁症，必须接受药物和心理治疗。

生活中，每个人都会有抑郁情绪的体验，而抑郁症则是病理性的情绪抑郁，通常无缘无故地产生，缺乏客观应激条件，或者虽有不良因素，但是总让周围的人感到"小题大做"，不足以真正解释病理性抑郁征象。病理性抑郁，可以影响患者的工作、学习和生活，产生沟通障碍，无法适应社会，影响其正常的社会生活，甚至产生严重的极端行为。

二、抑郁症的常见病因

到目前为止，人类对抑郁症的确切病因还在深入探讨，但可以肯定的是，生物、心理与社会环境诸多方面因素均参与了抑郁症的发病过程。生物学因素主要涉及遗传、神经生化、神经内分泌、神经再生等方面，与抑郁症关系密切的心理学易患素质是病前性格特征，如抑郁气质。

成年期遭遇应激性生活事件，是导致出现具有临床意义的抑郁发作的重要触发条件。然而，以上这些因素并不是单独起作用的，目前强调遗传与环境或应激因素之间的交互作用，以及这种交互作用的出现时点在抑郁症发生过程中具有重要的影响。抑郁症的常见病因，主要有以下几个方面。

（一）遗传因素

抑郁症的发生与遗传因素，有较为密切的关系。在现实生活中，经常可以观察到，一个抑郁症患者的直系或旁系亲属中，还会有其他精神疾病患者，说明这个家族遗传倾向明显。

第一章提到的美国作家海明威，就有严重的抑郁症家族史，他的父亲因抑郁症自杀身亡。在严重抑郁症的困扰中，海明威最后也开枪结束了自己的生命。他的子女也不断受到精神疾病的折磨。而"海明威诅咒"正是其强大的家族精神疾病的遗传倾向的体现。

一个典型的家族遗传案例，就是著名的茜茜公主。

茜茜公主即奥匈帝国伊丽莎白皇后，在年少时就嫁给了奥地利皇帝弗朗西斯·约瑟夫。他们的婚姻曾被看作一个美丽的童话，但现实生活却并不尽如人意。从小崇尚无拘无束生活的茜茜公主，不喜欢烦琐的社交礼仪，讨厌宫廷生活，她感到一种孤独。婚后一年，茜茜怀孕了，妊娠反应折磨着她，她情绪低落，终日以泪洗面……皇太后婆婆认为她太年轻，根本没有能力带孩子，所以女儿刚一出生就让人抱走了。又过了两年，茜茜第二次怀孕生产，产后抑郁日益加重……她觉得自己很笨，宫廷里的人都不把她放在眼里。茜茜出访意大利时，感到那里的人对她充满敌意。一个女儿不幸夭折，使她陷入了严重的

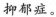

抑郁症。

茜茜生下皇储，也是唯一的儿子鲁道夫王子后，与前两次一样，孩子马上被人带走了，她十分痛苦，于是开始发热，恶心，食欲缺乏；身体更加虚弱，情绪更加低落。身体好转后，茜茜开始以各种莫名其妙的理由拒绝与她老公在一起。孤独、恐惧一直伴随着茜茜，同样也伴随着鲁道夫一生。父母婚姻危机所造成的缺陷，使儿子鲁道夫的心灵受到了很大的创伤，他缺少应有的母爱。鲁道夫从童年时代起，就出现了严重的心理障碍——恐惧和抑郁。这种心理障碍，大部分来自遗传。他的父母是表兄妹，伊丽莎白皇后的父母也是近亲结婚。事实上，鲁道夫的家族中有很多人患上了精神病或有心理障碍症，可是在那个时代，人们还没有认识到遗传的重要性。

1886 年初，鲁道夫不幸患上了性病——淋病，排尿疼痛严重困扰着他。但是，那时还没有根治淋病的方法，医生不得不开吗啡和可卡因给他止痛。当年夏季，鲁道夫的生活完全陷入加速的自我摧残中。他大量地饮酒，又不断地摄入吗啡，几乎从傍晚一直到午夜不睡觉。不到凌晨 4 点钟他又从床上爬起来……这是抑郁症患者最为常见的失眠症状。

在所有儿女中，儿子鲁道夫长得最像茜茜。但他不仅继承了茜茜的敏感和美貌，也继承了他老爹的痴心。政治婚姻是为了皇室的利益，因此，他与妻子并

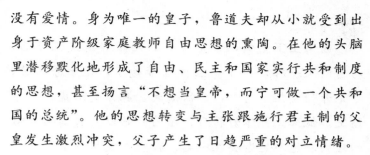

没有爱情。身为唯一的皇子，鲁道夫却从小就受到出身于资产阶级家庭教师自由思想的熏陶。在他的头脑里潜移默化地形成了自由、民主和国家实行共和制度的思想，甚至扬言"不想当皇帝，而宁可做一个共和国的总统"。他的思想转变与主张跟施行君主制的父皇发生激烈冲突，父子产生了日趋严重的对立情绪。

鲁道夫30岁时，一个地位低下的贵族有夫之妇成了鲁道夫的情妇，他坠入情网不能自拔。鲁道夫痴情一片，居然想休妻再娶。这样一来，严重影响了奥匈帝国皇室传承的问题，身为皇帝的父亲对鲁道夫的举动异常愤怒，父子争吵不断。1889年初，强大的精神疾患遗传基因、不良情绪困扰、与父母沟通困难、抱负无法实现、爱情不能圆满、加上深受病痛的折磨，长期郁郁不得志的鲁道夫在杀了他的情妇之后饮弹自尽，以便从彻夜难眠的病痛、空虚的生活和孤立无援的逆境中得到彻底解脱。

唯一的儿子自杀，给了茜茜愈发沉重的打击。茜茜与弗朗西斯的婚姻彻底崩溃。为了逃避痛苦，茜茜把大部分时间花在旅游上，她开始放任甚至鼓励她老公去找情妇，自己也常年不在宫廷。但不管她走多远，她仍然是奥匈帝国的皇后。而这个"让她一生不幸"的身份，最终杀死了她。在一次瑞士旅行时，她遇刺身亡。

茜茜公主和她儿子的遭遇，很容易让人联想到家族遗传的巨大作用。

许多研究发现，抑郁症的发生与遗传因素有较密切的关系，抑郁症患者的亲属中患抑郁症的概率是一般人的 10～30 倍，而且血缘关系越近患病率越高。据国外报道，抑郁症患者亲属中患抑郁症的概率为：一级亲属（父母、同胞、子女）为 14％，二级亲属（伯、叔、姑、姨、舅、祖父母或孙子女、甥侄）为 4.8％，三级亲属（堂、表兄妹）为 3.6％。事实上，好多抑郁症患者根本没受过多么大的生活打击，但由于遗传的易感性或心理的易感性较强，就很容易患上抑郁症。内源性抑郁症，往往由躯体内部因素引起，带有明显的生物学特点。这个"内部因素"其实就是基因特点，往往通过遗传获得，它是造成大脑中三种神经递质即 5-羟色胺（5-HT）、去甲肾上腺素、多巴胺失衡的根源。

（二）生物化学因素

研究发现，抑郁症是患者大脑中三种神经递质不平衡所致。人脑中有几亿个脑细胞，称为神经元。两个脑细胞之间有一个间隙，人脑传递信息时，前一个脑细胞的神经末梢就会释放出一种化学物质，跨越间隙像邮差一样把信息传递下去。这个化学物质，就称为神经递质。

大脑的神经递质主要有三种：5-HT、去甲肾上腺素和多巴胺。其功能是：5-HT 掌管情感、欲望、意志；去甲肾上腺素提供生命动力；多巴胺传递快乐。如果这三种神经递质失去平衡，人体就会出现失眠、焦虑、强迫、抑郁、恐惧等症状，表现为抑郁症、双相情感障碍、精神分裂症，以及其他大脑疾病。

比如药物滥用、酗酒、吸毒等，均可导致神经递质不平衡而产生严重的抑郁情绪。抑郁症主要病理是神经递质 5-HT 不足，而酒精对神经有极大的刺激作用，所以酗酒会导致抑郁症。有调查指出，长期饮酒者有 50% 或以上的个体有抑郁症。此外，其他精神活性物质如阿片类物质和抑郁症的关系也与酒精相类似。

许多抑郁症患者，都有药物滥用、酗酒、吸毒史。前文提到的喜剧大师威廉姆斯生前就曾与酗酒、药物成瘾及抑郁症不断抗争。美国演员、导演、制片人德鲁·巴里摩尔，6 岁时在科幻片《外星人》(《E.T.》) 中饰演被外星人亲吻的小姑娘歌蒂。她 9 岁时开始酗酒，13 岁沾染可卡因，15 岁时第 3 次被送进戒毒所，甚至连完整的高中都没有读下来，在戒毒所里写下了一本名为《迷失少女》的自传，讲述了她被酗酒、毒品与抑郁症带来的巨大困扰。

中国内地演员贾某曾经演过《夏日的期待》《银蛇谋杀案》《北京，你早》等影片，而电影《昨天》正是演绎了染毒、戒毒期的他自己。贾某一直都在与毒品进行反复斗争，其间他还住过精神病院，治疗幻视幻听的病症。戒毒后的贾某无法重新融入社会，不能与人正常来往，饱受抑郁痛苦的他终于跳楼自尽。这样的案例还有很多！

专家研究发现，以下九类药物滥用可以导致抑郁症：一是酒精；二是阻滞剂，如动物脂肪、蜂蜡、巴西棕榈蜡、氢化植物油、硬脂酸、单硬脂酸甘油酯等；三是甲基多巴；四是可乐

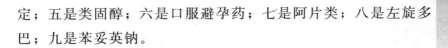

定；五是类固醇；六是口服避孕药；七是阿片类；八是左旋多巴；九是苯妥英钠。

（三）心理与社会环境因素

研究表明，社会重重压力、种种负担和不幸的生活事件，如失业、失恋、至爱亲朋去世、患病、离婚等，均可导致抑郁症。有时，抑郁症的发生也可能与躯体疾病有关。一些严重的躯体疾病，如脑中风、心脏病发作、糖尿病、激素紊乱等，都有可能作为压力源引发抑郁症。

请看以下故事。

张欣（化名）是一个英语系的大三女生，一直学习优异，虽然长相不是很出众，但是安静的性格让人看着就喜欢。当她正在紧张的筹备考研的过程中，认识了一个一起上自习的男生。随后每天一起在校园漫步，一起吃饭，一起自习，偶尔也会走出校园，爬爬山，看看水，大学生活也和其他情侣一样变得甜蜜。随着时间流逝，转眼到了大四。她考研的压力越来越大，情绪也变得急躁，和他在一起的时候总是因为一些小事而争吵，引起对方不满，最终他决定分手。她当时在气头上就接受了，不久就后悔了，就疯狂地打电话，可是他却再也不接。她每天去自习室，可再也学不下去了，晚上失眠，白天乏力，对任何事也提不起兴趣。虽经同学劝解，但仍不能安抚其心。后来她决定用跳楼让对方记住自己，最终被人发现救下。她

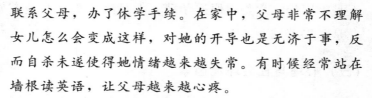

联系父母，办了休学手续。在家中，父母非常不理解女儿怎么会变成这样，对她的开导也是无济于事，反而自杀未遂使得她情绪越来越失常。有时候经常站在墙根读英语，让父母越来越心疼。

一个月后，她父母联系上了专科医院心理睡眠中心，希望心理医生能够开导女儿，帮她恢复到正常的状态。张欣见到心理医生，通过长时间的沟通，医生了解到这幼小的心灵所承受的巨大压力，最终诊断为中度抑郁症。她从小优秀，有强烈的自尊心，当她被动分手后，感觉自己的面子被丢尽了，经过自杀，也意识到自己在学校待不下去了，回家后别人异样的目光也加重了她的抑郁症。

张欣通过两周的心理疏导和物理治疗，情绪趋于稳定，不再回忆那段失败的情感，也决定不再在意别人的目光，脸上灿烂的笑容显现出她已经拥有了新的生活。

大学生还未真正地进入社会，心理与生理不是很成熟，这时，心灵的脆弱会使得他们因受大的打击而引发疾病。父母在孩子的成长过程中要起到引导的作用，通过多沟通了解孩子的内心，给他们多一些关爱和理解，让他们以健康的心态去面对生活。

这是一个典型的大学生抑郁自杀的案例。大学生抑郁常与学业压力大、贫困、人际关系、失恋、就业压力等心理与社会环境因素有关。

而老年抑郁症可以单独发生，也可以继发于各种躯体疾病，例如高血压、冠心病、糖尿病和各种病症等。心理与社会环境因素对老年人的影响也是不容忽视的。

老年期是人生的一个特殊时期，由于生理的变化，老年人对生活的适应能力减弱，任何状态都容易引起抑郁等心理障碍。研究表明，60 岁以上的老年人患抑郁症的发病率占 5.7％，可见患老年抑郁症的大有人在。但老年抑郁症患者有时患病多年、程度很重甚至数次自杀，却没有得到足够的重视和有效的治疗。其原因在于，社会和医生对该病的识别率较低。

（四）性格因素

小宋上小学三年级时父母离婚了，妈妈与她共同生活。妈妈脾气急躁，对小宋要求十分严格，动不动就批评她做得不够好。小宋性格内向，从小不爱说话，做事十分认真，但她敏感多疑，又不善于表达。上初一时，再婚的妈妈又生了个小弟弟。小宋感到妈妈不再关心自己，从此性格更加孤僻。老师说她上课经常发呆，学习成绩下降，整天高兴不起来，总是一个人独处，还用小刀划伤自己的胳膊。小宋的抑郁症很典型，与其从小不够自信、不擅沟通、敏感多疑、追求完美的性格有密切关系。

性格因素中，包含着深刻的家庭因素的影响。我们常说的"性格"，其实就是从小到大形成的一种生活模式，而生活模式又是在原生家庭中耳濡目染带来的。父母的生活模式，往往对下一代产生潜移默化的影响。一些抑郁症患者在其儿童期，往往经历过母子分离、情感忽视、照看不周等，导致孩子心理养育环境不稳定。这样的孩子长大后，容易悲观，缺乏自信心，对生活自卑、多疑，过分担心。这些性格特点，会加重应激事件的刺激，容易导致抑郁症。

由此可知，儿童时期经历、自身性格因素、家族遗传因素、脑部化学物质不平衡、情绪有关的脑神经环路失调、长期受躯体疾病困扰、遭遇重大打击等因素，都可能导致抑郁症。

抑郁质是人的气质类型之一。根据公元前 5 世纪古希腊医生希波克拉底的看法，人体内有四种体液（即血液、黏液、黄胆汁、黑胆汁），每种体液所占比例的不同决定了人的气质差异，其中黑胆汁占优势的人就属于抑郁质。传统的气质类型共有四种，即多血质、胆汁质、黏液质、抑郁质。抑郁质人格的典型特征是，一般表现为行为孤僻、不太合群、观察细致、非常敏感、表情忸怩、多愁善感、行动迟缓、优柔寡断，具有明显的内倾性。抑郁质的人为人处世小心谨慎，思考透彻，在困难面前容易优柔寡断。抑郁质的人，存在于任何一个领域。其最大的特征是内向、情绪化。这就是为什么抑郁质的人更容易患上抑郁症的性格基础。

但并非有上述困扰的人都一定会罹患抑郁症，好比同样淋了一场雨，有的人会感冒，有的人却不会。每个人的身体和心理素质不同，对抑郁症的抵抗力也不同。

三、抑郁症的临床表现

抑郁症可以表现为单次或多次的抑郁发作，抑郁发作的临

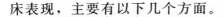

床表现，主要有以下几个方面。

一是心境低落。主要表现为显著而持久的情感低落，抑郁悲观。轻者闷闷不乐、无愉快感、兴趣减退，重者痛不欲生、悲观绝望、度日如年、生不如死。典型患者的抑郁心境，有"晨重夜轻"的节律变化。在心境低落的基础上，患者会出现自我评价降低，产生无用感、无望感、无助感和无价值感，常伴有自责自罪，严重者出现罪恶妄想和疑病妄想，部分患者可出现幻觉。

二是思维迟缓。患者思维联想速度缓慢，反应迟钝，思路闭塞，自觉"脑子好像是生了锈的机器""脑子像涂了一层糨糊一样"。临床表现为主动言语减少，语速明显减慢，声音低沉，对答困难，严重者交流无法顺利进行。

三是意志活动减退。患者意志活动，呈显著持久的抑制。临床表现行为缓慢，生活被动、疏懒，不想做事，不愿与人交往，常常独处，或整日卧床，闭门独居、疏远亲友、回避社交。严重时连饮食、卫生都不顾，蓬头垢面、不修边幅，甚至发展为不语、不动、不食，称为"抑郁性木僵"，但仔细检查，患者仍有痛苦抑郁情绪。伴有焦虑的患者，有坐立不安、手指抓握、搓手顿足或踱来踱去等症状。严重的患者，伴有消极绝望的观念或行为，认为"结束自己的生命是一种解脱""自己活在世上是多余的人"，并会使自杀企图发展成自杀行为。这是抑郁症最危险的症状，应该高度警惕。

四是认知功能损害。抑郁症患者存在认知功能损害，主要表现为记忆力下降、注意力障碍、反应力延长、警觉性增高、

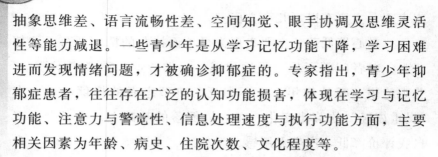

抽象思维差、语言流畅性差、空间知觉、眼手协调及思维灵活性等能力减退。一些青少年是从学习记忆功能下降，学习困难进而发现情绪问题，才被确诊抑郁症的。专家指出，青少年抑郁症患者，往往存在广泛的认知功能损害，体现在学习与记忆功能、注意力与警觉性、信息处理速度与执行功能方面，主要相关因素为年龄、病史、住院次数、文化程度等。

五是躯体症状。主要有睡眠障碍、出现乏力、食欲减退、体重下降、便秘、身体疼痛、性欲减退、阳痿、闭经等。躯体不适的主诉可涉及各脏器，如恶心、呕吐、心慌、胸闷、出汗等。自主神经功能失调的症状也较常见，病前躯体疾病的主诉通常加重。睡眠障碍主要表现为早醒，一般早醒 2～3 小时，醒后不能再入睡，这对抑郁发作具有特征性意义。有的表现为入睡困难，睡眠不深；少数患者表现为睡眠过多。体重减轻与食欲减退不成比例，少数患者可出现食欲增强、体重增加。

大多数患者，反复出现躯体症状，而反复因躯体症状就诊也不能解决根本问题，这种情况在综合医院十分常见。患者并不知道自己得了抑郁症，初期就诊也不足以让非精神科的医生马上意识到抑郁症的可能性。因为严重躯体化的症状和不典型的情绪问题，常常会影响抑郁症的诊断。

四、抑郁症的检查与自测

当怀疑自己或身边的亲友、同学、同事得了抑郁症的时候，就需要咨询自己的医生和朋友了。医生要对患者进行相关症状的躯体检查与神经系统检查，还要注意辅助检查及实验室检查。这些检查有助于帮助判断是否存在器质性的病变，是单纯的抑郁症，还是抑郁状态与其他疾病同时存在，如有抑郁以外的疾病需要同时治疗。

目前的实验室检查，主要是为了找到一些躯体疾病所导致的抑郁症。有两种实验室检查具有一定的意义，一是地塞米松抑制试验（DST）；二是促甲状腺素释放激素抑制试验（TRHST）。但上述两项检查并不是抑郁障碍的特异性检查项目，仍然需要医生结合临床加以判断。

抑郁症，一般被分为外源性和内源性两大类。外源性是指由外部环境事件所引起的抑郁症，是对挫折、生活中的不幸事件、工作和学习的压力等精神刺激事件反应的结果，如反应性抑郁症、抑郁性神经症等。内源性是指由躯体"内部"因素所引起的抑郁症，带有明显的生物学特点，如遗传成分比较突出，是抑郁症的一种常见类型。

正常人口服地塞米松后，可抑制次日的皮质醇分泌，血中皮质醇浓度下降。而抑郁症患者特别是内源性抑郁症患者有一短时间的抑制，之后出现抗抑制现象，因此，地塞米松抑制试验多用来作为内源性抑郁症的诊断依据。除了用来诊断内源性抑郁症外，地塞米松抑制试验还可用来区别原发性抑郁症与继发性抑郁症。研究表明，原发性抑郁症患者口服地塞米松后，次日血浆皮质醇检查结果均在 $50\mu g/L$ 以上，而继发性抑郁症患者的次日血浆皮质醇检查结果均低于 $50\mu g/L$。原发性抑郁症患者的地塞米松抑制试验阳性率为 79%。继发性抑郁症患者的地塞米松抑制试验阴性率为 82%。此外，地塞米松抑制试验

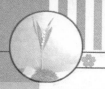

对抑郁症的各种亚型亦有一定的鉴别意义。

地塞米松抑制试验还可以判断抑郁症的预后。有研究表明，重症抑郁症应用药物治疗后，81％的病例地塞米松抑制试验由阳性变为阴性，病情也相应痊愈。剩余病例地塞米松抑制试验结果无变化，临床症状也未改善。若患者临床症状好转消失，但地塞米松抑制试验仍旧阳性，此类患者预后不佳，易复发。应换药继续治疗。此外，地塞米松抑制试验还可指导选择性用药及制定巩固治疗的时间。

促甲状腺素释放激素抑制试验：临床以注射促甲状腺素释放激素后的四次血清促甲状腺激素值为指标进行判断，在实验结果方面，先定出一个促甲状腺激素的界限值。但患者促甲状腺激素反应值高于基础者，其值应低于年龄性别相对应的每个正常人，方可定义为反应迟钝。一般正常人促甲状腺激素最低反应值是 5.6mU/L。而血清促甲状腺激素结果低于 5.0mU/L 者为反应迟钝。

因内源性抑郁症患者下丘脑—垂体—甲状腺轴功能活动减退是其病理基础。因此临床以促甲状腺素释放激素实验作为内源性抑郁症的生物学诊断标记。此外研究发现，双相抑郁症在注射促甲状腺素释放激素后，有部分患者出现促甲状腺激素反应迟钝，而精神分裂症患者无此现象，故该实验可作为躁狂型抑郁症又称双相情感障碍的参考性诊断标准。

以下几个常用的抑郁症测评的量表，有助于诊断抑郁症，并用于判断抑郁症的严重程度。

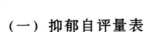

(一) 抑郁自评量表

抑郁自评量表 (Self-rating depression scale，SDS)，含有 20 个项目，分为 4 级评分的自评量表，原型是 Zung 抑郁量表 (1965)。其特点是使用简便，并能相当直观地反映抑郁症患者的主观感受。主要适用于具有抑郁症状的成年人，包括门诊及住院患者。只是对严重迟缓症状的抑郁，评定有困难。同时，SDS 对于文化程度较低或智力水平稍差的人使用效果不佳。

1. 量表作用。SDS 反映抑郁状态的特异性症状如下。

(1) 精神性-情感症状，包括抑郁心境和哭泣两个条目。

(2) 躯体性障碍，包括情绪的日夜差异、睡眠障碍、食欲减退、性欲减退、体重减轻、便秘、心动过速、易疲劳共八个条目。

(3) 精神运动性障碍，包括精神运动性抑制和激越两个条目。

(4) 抑郁的心理障碍包括思维混乱、无望感、易激惹、犹豫不决、自我贬值、空虚感、反复思考自杀和不满足共八个条目。

2. 评分与结果解释。总粗分、标准分 (Y＝总粗分×1.25 后取整)。

(1) 标准分 (中国常模)。轻度抑郁：53～62 分；中度抑郁：63～72 分；重度抑郁：＞72 分；分界值为 53 分。

(2) SDS 总粗分的正常上限为 41 分，分值越低状态越好。标准分为总粗分乘以 1.25 后所得的整数部分。我国以 SDS 标准分≥50 为有抑郁症状。

3. 量表内容。根据近一周的感觉来进行评分，数字的顺序依次为从无 1、有时 2、经常 3、持续 4。

（1）我感到情绪沮丧，郁闷 1 2 3 4。

（2）*我感到早晨心情最好 4 3 2 1。

（3）我要哭或想哭 1 2 3 4。

（4）我夜间睡眠不好 1 2 3 4。

（5）*我吃饭像平时一样多 4 3 2 1。

（6）*我的性功能正常 4 3 2 1。

（7）我感到体重减轻 1 2 3 4。

（8）我为便秘烦恼 1 2 3 4。

（9）我的心跳比平时快 1 2 3 4。

（10）我无故感到疲劳 1 2 3 4。

（11）*我的头脑像往常一样清楚 4 3 2 1。

（12）*我做事情像平时一样不感到困难 4 3 2 1。

（13）我坐卧不安，难以保持平静 1 2 3 4。

（14）*我对未来感到有希望 4 3 2 1。

（15）我比平时更容易激怒 1 2 3 4。

（16）*我觉得决定什么事很容易 4 3 2 1。

（17）*我感到自己是有用的和不可缺少的人 4 3 2 1。

（18）*我的生活很有意义 4 3 2 1。

（19）假若我死了别人会过得更好 1 2 3 4。

（20）*我仍旧喜爱自己平时喜爱的东西 4 3 2 1。

上述 20 个问题中带 "*" 的为反向记分题。最后的得分结果是：得分越高，症状越明显。如受试者不能理解这一点，会影响统计结果。加 * 号，是提醒各位检查及被检查者注意。

结果分析：指标为总分。将 20 个项目的各个得分相加，

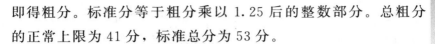

即得粗分。标准分等于粗分乘以 1.25 后的整数部分。总粗分的正常上限为 41 分，标准总分为 53 分。

抑郁严重度＝各条目累计分÷80

结果：0.5 以下者为无抑郁；0.5～0.59 为轻微至轻度抑郁；0.6～0.69 为中度至重度抑郁；0.7 以上为重度抑郁。此结果仅供参考。

（二）抑郁症的自我诊断表

美国新一代心理治疗专家、宾夕法尼亚大学的 David D Burns 博士设计出一套抑郁症的自我诊断表"伯恩斯抑郁症清单（BDC）"，这个自我诊断表可帮助你快速诊断出是否存在着抑郁症。请在符合你情绪的项上打分：没有 0，轻度 1，中度 2，严重 3。

（1）悲伤：你是否一直感到伤心或悲哀？

（2）泄气：你是否感到前景渺茫？

（3）缺乏自尊：你是否觉得自己没有价值或自以为是一个失败者？

（4）自卑：你是否觉得力不从心或自叹比不上别人？

（5）内疚：你是否对任何事都自责？

（6）犹豫：你是否在做决定时犹豫不决？

（7）焦躁不安：这段时间你是否一直处于愤怒和不满状态？

（8）对生活丧失兴趣：你对事业、家庭、爱好或朋友是否丧失了兴趣？

（9）丧失动机：你是否感到一蹶不振做事情毫无动力？

（10）自我印象可怜：你是否以为自己已衰老或失去魅力？

（11）食欲变化：你是否感到食欲缺乏或情不自禁地暴饮暴食？

（12）睡眠变化：你是否患有失眠症或整天感到体力不支、昏昏欲睡？

（13）丧失性欲：你是否丧失了对性的兴趣？

（14）臆想症：你是否经常担心自己的健康？

（15）自杀冲动：你是否认为生存没有价值，或生不如死？

测试后，请算出你的总分并换算测评分 Y。

Y＝已获总分÷45×100（取整）

评出你的抑郁程度：

53～62 为轻度抑郁；63～72 为中度抑郁；72 分以上为重度抑郁。

注意事项：

（1）SDS 主要适用于具有抑郁症状的成年人，它对心理咨询门诊及精神科门诊或住院精神病患者均可使用。对严重阻滞症状的抑郁症（严重阻滞症状的抑郁症：是指由于神经递质长期紊乱和神经受损导致的反射性消失症状，属于难治性抑郁症的一种）患者，评定有困难。

（2）关于抑郁症状的分级，除参考量表分值外，主要还是根据临床症状。特别是要害症状的程度来划分，量表分值仅作

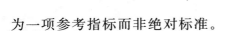

为一项参考指标而非绝对标准。

（三）汉密顿抑郁量表

汉密顿抑郁量表（Hamilton Depression Scale，HAMD）由 Hamilton 于 1960 年编制，是临床上评定抑郁状态时应用最为普遍的量表。本量表有 17 项、21 项、24 项三种版本。这项量表由经过培训的两名评定者对患者进行 HAMD 联合检查，一般采用交谈与观察的方式，检查结束后，两名评定者分别独立评分；在治疗前后进行评分，可以评价病情的严重程度及治疗效果。

汉密顿抑郁量表在临床上具有良好的应用信度，在评定者经严格训练后，该表的总分能较好地反映疾病的严重程度，在临床上方便实用。HAMD 评定方法简便，标准明确，便于掌握，可用于抑郁症、躁郁症、神经症等多种疾病的抑郁症状之评定，尤其适用于抑郁症。做一次评定需 15～20 分钟。这主要取决于患者的病情严重程度及其合作情况，如患者严重阻滞时，则所需时间将更长。

然而，本量表对于抑郁症与焦虑症，却不能较好地进行鉴别，因为两者在症状上可能会有交叉存在的现象，两者的总分都有类似的增高。

1. 量表格式

汉密顿抑郁量表

姓名：_____ 性别：___ 年龄：___ 职业：_____ 文化程度：_____

住院号：_____ 门诊号：_____

序号	项目	评分标准	无	轻度	中度	重度	极重
1	抑郁情绪	0. 未出现 1. 只在问到时才诉述 2. 在访谈中自发地描述 3. 不用言语也可以从表情、姿势、声音或欲哭中流露出这种情绪 4. 患者的自发言语和非语言表达（表情，动作）几乎完全表现为这种情绪	0	1	2	3	4
2	有罪感	0. 未出现 1. 责备自己，感到自己已连累他人 2. 认为自己犯了罪，或反复思考以往的过失和错误 3. 认为疾病是对自己错误的惩罚，或有罪恶妄想 4. 罪恶妄想伴有指责或威胁性幻想	0	1	2	3	4
3	自杀	0. 未出现 1. 觉得活着没有意义 2. 希望自己已经死去，或常想与死亡有关的事 3. 消极观念（自杀念头） 4. 有严重自杀行为	0	1	2	3	4
4	入睡困难	0. 入睡无困难 1. 主诉入睡困难，上床半小时后仍不能入睡（要注意平时患者入睡的时间） 2. 主诉每晚均有入睡困难	0	1	2		

序 号	项 目	评分标准	无	轻度	中度	重度	极重
5	睡眠不深	0. 未出现 1. 睡眠浅多噩梦 2. 半夜（晚12点钟以前）曾醒来（不包括上厕所）	0	1	2		
6	早醒	0. 未出现 1. 有时早醒，比平时早醒1小时，但能重新入睡 2. 早醒后无法重新入睡	0	1	2		
7	工作和兴趣	0. 未出现 1. 提问时才诉说 2. 自发地直接或间接表达对活动、工作或学习失去兴趣，如感到没精打采，犹豫不决，不能坚持或需强迫自己去工作或劳动 3. 病室劳动或娱乐不满3小时 4. 因疾病而停止工作，住院患者不参加任何活动或者没有他人帮助便不能完成病室日常事务	0	1	2	3	4
8	迟缓	0. 思维和语言正常 1. 精神检查中发现轻度迟缓 2. 精神检查中发现明显迟缓 3. 精神检查进行困难 4. 完全不能回答问题（木僵）	0	1	2	3	4
9	激越	0. 未出现异常 1. 检查时有些心神不定 2. 明显心神不定或小动作多 3. 不能静坐，检查中曾起立 4. 搓手、咬手指、头发、咬嘴唇	0	1	2	3	4
10	精神焦虑	0. 无异常 1. 问及时诉说 2. 自发地表达 3. 表情和言谈流露出明显忧虑 4. 明显惊恐	0	1	2	3	4

序号	项目	评分标准	无	轻度	中度	重度	极重
11	躯体性焦虑	指焦虑的生理症状，包括口干、腹胀、腹泻、打呃、腹绞痛、心悸、头痛、过度换气和叹息，以及尿频和出汗等 0. 未出现 1. 时有上述症状 2. 经常有上述症状 3. 上述症状严重，影响生活或需要处理 4. 严重影响生活和活动	0	1	2	3	4
12	胃肠道症状	0. 未出现 1. 食欲减退，但不需他人鼓励便自行进食 2. 进食需他人催促或请求、需应用泻药或助消化药	0	1	2		
13	全身症状	0. 未出现 1. 四肢，背部或颈部有沉重感，背痛、头痛、肌肉疼痛，全身乏力或疲倦 2. 症状明显	0	1	2		
14	性症状	指性欲减退、月经紊乱等 0. 无异常 1. 时有上述症状 2. 经常有上述症状 （不能肯定，或该项对被评者不适合，不计入总分）	0	1	2		
15	疑病	0. 未出现 1. 对身体过分关注 2. 反复考虑健康问题 3. 有疑病妄想，并常因疑病而去就诊 4. 伴幻觉的疑病妄想	0	1	2	3	4

续表

序号	项目	评分标准	无	轻度	中度	重度	极重
16	体重减轻	A. 按病史评定 　0. 不减轻 　1. 患者自述可能有体重减轻 　2. 肯定体重减轻 B. 按体重记录评定 　0. 一周内体重减轻 0.5kg 以内 　1. 一周内体重减轻超过 0.5kg 　2. 一周内体重减轻超过 1kg	0	1	2		
17	自知力	0. 知道自己有病，表现为忧郁 1. 知道自己有病，但归咎伙食太差、环境问题、工作过忙、病毒感染或需要休息 2. 完全否认有病	0	1	2		
	总分						

2. 评分标准

总分＜7 分：正常；总分在 7～17 分：可能有抑郁症；总分在 17～24 分：肯定有抑郁症；总分＞24 分：严重抑郁症。

临床诊断：

评分人员：

评分日期：

3. 注意事项

（1）适用于具有抑郁症状的成年患者。

（2）应由经过培训的两名评定者对患者进行 HAMD 联合检查。

（3）一般采用交谈与观察的方式，检查结束后，两名评定者分别独立评分。

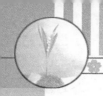

（4）评定的时间范围：入组时，评定当时或入组前一周的情况，治疗后 2～6 周，以同样方式，对入组患者再次评定，比较治疗前后症状和病情的变化。

（5）HAMD 中，第 8、第 9 和第 11 项，依据对患者的观察进行评定；其余各项则根据患者自己口述评分；其中第 1 项需两者兼顾。另外，第 7 和第 22 项，尚需向患者家属或病房工作人员收集资料；而第 16 项最好是根据体重记录，也可依据患者主诉及其家属或病房工作人员所提供的资料评定。

4. 结果分析

（1）总分：能较好地反映病情严重程度的指标，即病情越轻，总分越低；病情越重，总分越高。总分是十分重要的资料。在具体研究中，应把量表总分作为一项入组标准，全国 14 个协作单位提供，确诊为抑郁症住院患者 115 例。HAMD 总分为 28.45±7.16，表明研究对象为一组病情程度偏重的抑郁症，这样就便于研究结果的类比和重复。

（2）总分变化评估病情演变：上述 115 例抑郁症患者的抑郁症状，经治疗 4 周后，对患者再次评定，HAMD 总分下降至 12.68±8.75，显示病情的显著进步，这一结果与临床经验和印象相吻合。

（3）因子分：HAMD 可归纳为七类因子结构：一是焦虑/躯体化：由精神性焦虑、躯体性焦虑、胃肠道症状、疑病和自知力五项组成；二是体重：即体重减轻一项；三是认识障碍：由自罪感、自杀、激越、人格解体与现实解体、偏执症状和强迫症状六项组成；四是日夜变化：仅日夜变化一项；五是阻滞：由抑郁情绪、工作与兴趣、阻滞和性症状四项组成；六是睡眠障碍：由入睡困难、睡眠不深和早醒三项组成；七是绝望感：由能力减退感、绝望感和自卑感三项组成。这样更为简捷清晰地反映患者的实际特点。通过因子分析，不仅可以反映患者的精神病理学特点，也可以反映靶症状群的临床结果（靶症状：精神疾病有多种症状，某种精神药物只对某些症状有效，这些症状就是这种药物的靶症状）。

（4）按照戴维斯（Davis）的划界分，总分超过 35 分，可能为严重抑郁；超过 20 分，可能是轻度或中度抑郁；如小于 8 分，患者就没有抑郁症状。一般的划界分，HAMD 17 项分别为 24 分、17 分和 7 分。

5. 评　价

（1）应用信度：评定者经严格训练后，可取得相当高的一致性。Hamilton 报告，对 70 例抑郁症患者的评定结果，评定员之间的信度为 0.90。全国 14 个协作单位，各协作组联合检查，两评定员之间的一致性相当好，其总分评定的信度系数（r）为 0.88～0.99，P 值均小于 0.01。

（2）效度：HAMD 总分能较好地反映疾病严重程度。国外报道，汉密顿抑郁量表与 GAS（全身适应性综合症，即机体在遭受有害刺激时出现的一种非特异性适应性反应，又叫应激综合症）相关，r 为 0.84 以上。国内资料报道，对抑郁症的评定，在反映临床症状严重程度的经验真实性系数为 0.92。

（3）实用性：HAMD 评定方法简便，标准明确。便于掌握，可用于抑郁症、躁郁症、神经症等多种疾病的抑郁症状之评定，尤其适用于抑郁症。然而，本量表对于抑郁症与焦虑症，却不能较好地进行鉴别，因为两者的总分都有类似的增加。

相比之下，抑郁自评量表操作更加便利，问题简单，不需要专业培训，适合患者进行自我评价与初步筛查。而汉密顿抑郁量表在一定的专业培训之后，使用起来准确性更高。

（四）明尼苏达多项人格测验

目前，越来越多的被应用于临床上的是明尼苏达多项人格测验（Minnesota Multiphasic Personality Inventory，简称MMPI）。MMPI 是 20 世纪 40 年代由明尼苏达大学教授哈瑟韦（Hathaway）和麦金力（Mckinley）制定的，是迄今应用极广、颇富权威的一种纸—笔式人格测验。该问卷的制定方法是分别对正常人和精神病患者进行预测，以确定在哪些条目上不同人有显著不同的反应模式，因此该测验最常用于鉴别包括抑郁症在内的精神疾病。

经过不断修订与补充，MMPI 从多个方面对人的心理进行综合考察，是世界上被使用次数最多的人格测验之一。中国科学院心理研究所组织了标准化修订工作，经过几十年的发展和修正完善，MMPI 在中国也得到了广泛运用。根据东方国家特殊状况，排除 MMPI 得分 70 以上为异常的美国标准，而制定了 MMPI 得分 60 以上为异常的中国标准。

MMPI 适用于年满 16 岁，具有小学以上文化水平，没有影响测试结果的生理缺陷的人群。也有一些研究者认为，如果被试者合作并能读懂测验表上的每个问题，13～16 岁的少年也

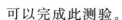

可以完成此测验。

尽管 MMPI 原来是根据精神病学临床实践而编制的，但是它并不仅仅应用于精神科临床和研究工作，也广泛用于其他医学各科及人类行为的研究、司法审判、犯罪调查、教育和职业选择等领域。因此在心理咨询中心、心身医学门诊、精神病院、人才市场、职业介绍所、大中学校等单位、部门都有广泛的运用，对人才心理素质、个人心理健康水平、心理障碍程度的评价都能有较高的使用价值。MMPI 还是心理咨询工作者和精神医学工作者必备的心理测验之一。

1. MMPI 量表组成

（1）Hs（Hypochondriasis）疑病量表。此量表原来是为了鉴定疑病患者而制定的。其特征是对自己的身体健康的一种过度的关心，担心自己有病或不健康。

（2）D（Depression）抑郁量表。此量表最初是为评价抑郁症候而制定的。抑郁的特征是缺乏干劲，对未来没有希望，一般对自己的生活状况极其不满。

（3）Hy（Hysteria）癔症量表。此量表原来是为了区别对紧张状况产生歇斯底里反应的患者而制定的。癔症的特征是心因性的不随意肌体功能丧失和功能障碍。

（4）Pd（Psychopathic deviate）精神量表。此量表原来是为了区别那些被诊断为非社会性类型和非道德类型的精神病态人格的患者而制定的。这种病态的特征是说谎、偷盗、性异常、酗酒等，但不包括重大犯罪行为。

（5）Mf（Masculinity-femininity）性度量表。此量表也叫

男性—女性量表，它原来是为了鉴别男性同性恋而制定的。反映被测试者的男性化或女性化程度。

（6）Pa（Paranoia）妄想量表。此量表是为了区分那些被判断为具有关系妄想、被害妄想、夸大自我概念、猜疑心、过度地敏感、意见和态度生硬等偏执性人格而制定的。

（7）Pt（Psychasthenia）精神衰弱量表：此量表是为了测定精神衰弱的一般性症候类型而制定的。精神衰弱的特征为焦虑、强迫动作、强迫观念、无原因的恐怖等。

（8）Sc（Schizophrenia）精神分裂量表。此量表原来是为了区别精神分裂症的患者而制定的。其特征包括思维、感情和行为混乱。

（9）Ma（Hypomania）轻躁狂量表。此量表原来是为了区别有躁狂性症候的精神科患者而制定的。其特征包括气质昂扬、爱说、精力充沛、易怒、思维奔逸、抑郁气短等。

（10）Si（Social introversion）社会内向量表。此量表是为了鉴别对社会性接触和社会责任有退缩回避倾向者。

2. MMPI 还有 4 个效度量表

（1）Q：疑问量表（Question）。此量表反映被测试者回避问题的倾向，原来是为了鉴定疑病患者而制定的。共 33 个题目，得分高者即使身体无病，也总是觉得身体欠佳，表现疑病倾向。

（2）L：说谎量表（Lie）。此量表中的题目，是测试被试者的回答，很容易得到社会公认的行为倾向，题目的内容都是社会上常见的小问题，所谓小毛小病。该分数高，说明过分掩饰自己所存在的问题，心理防御过度。原始分超过 10 分，结

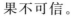

果不可信。

（3）F：诈病量表（Validity），也叫伪装量表。此量表由一些不经常遇到的问题组成。分数提高表示被测试者回答问题不认真或者理解错误，表现出一组相互无关的症状，或在伪装疾病。

（4）K：校正分量表（Correction），也叫修正量表。此量表用于测验受测试者是否愿意议论个人事情，它与智力、教育以及社会地位有关。分数过高，可能是被测试者不愿合作。

3. MMPI 还有 5 个附加量表

（1）显性焦虑量表（MAS）：此量表是为了研究不同焦虑水平对任务完成情况的影响。焦虑水平高的被测试者对简单工作完成得好，对复杂任务完成较差。

（2）依赖性量表（Dy）：此量表用于评估被测试者的依赖性水平。

（3）自我评价量表（Do）：此量表用于判别一个人在人际关系中支配能力的强弱。

（4）社会责任量表（Re）：此量表是评估一个人愿意对自己的行为负责任和对社会团体尽义务的程度。

（5）情感障碍量表（Cn）：此量表是测定被测试者对其行为，特别是其病理性表现的控制能力。

另外，还有 Q 分数，是被试无法回答的题目数。

计分方法比较复杂，现在大多有相应的电脑软件，自动生成结果。60 分以上为异常的属于中国标准。70 分以上为异常的是美国标准。分数异常便视为可能有病理性异常表现或某种

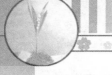
心理偏离现象。

MMPI 不但可提供医疗上的诊断，而且也可用于正常人的个性评定。首次将效度量表纳入个性量表，并成为解释过程中的一个组成部分，提高了测验的诊断价值。

明尼苏达多项人格测验内容非常庞大，能够提供十分丰富的信息，但实施起来也较费时，尤其是对患者更为困难，往往要分段实施。后来，有许多人研究 MMPI 的新应用，总结、演化出了多达 200 种以上的量表。也有人尝试缩小这一测验的规模，减少测验题目，缩短了测验所需的时间。

五、抑郁症的诊断与鉴别

（一）抑郁症的诊断

抑郁症的诊断主要是根据病史、临床症状、病程及体格检查和实验室检查进行，典型病例诊断一般不困难。目前国际上通用的诊断标准有两个：一是 ICD-10，即国际疾病分类（International Classification of Diseases，ICD）。二是 DSM-Ⅳ，即美国《精神障碍诊断和统计手册》（Diagnostic and Statistical Manual of Mental Disorders）。国内主要采用 ICD-10，是指首次发作的抑郁症和复发的抑郁症，不包括双相抑郁。

患者通常具有心境低落、兴趣和愉快感丧失、精力不济或疲劳感等典型症状。其他常见的症状有以下几个方面：一是集中注意和注意的能力降低；二是自我评价降低；三是自罪观念和无价值感（即使在轻度发作中也有）；四是认为前途暗淡悲

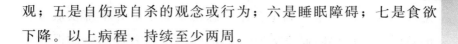

观；五是自伤或自杀的观念或行为；六是睡眠障碍；七是食欲下降。以上病程，持续至少两周。

（二）抑郁症的鉴别

采用常规精神疾病的诊断方法，不难发现抑郁症的临床症状，但那些难以诊断的抑郁症，需要与各种有抑郁表现的精神疾病鉴别。

1. 抑郁障碍和焦虑障碍。这是不同的临床综合征，但是它们常常出现几种症状，如躯体不安、注意力集中困难、睡眠紊乱和疲劳等。焦虑症状较为突出，当有潜在抑郁障碍时，鉴别诊断更加复杂化。

2. 抑郁障碍和正常居丧。临床关注的焦点是患者对悲伤适度的反应。有些居丧者出现抑郁障碍的特征性症状，如悲伤感与相关症状、失眠、食欲差和体重降低等，居丧者通常把这些抑郁心境视为"正常"。

在不同文化背景下，"正常的"居丧的时间和表达变化相当大。通常出现超过 6 个月的心理症状，如不能工作、学习或持家，罪恶、自尊差、不能享受以前快乐的活动，医师应想到抑郁障碍。

3. 抑郁障碍和躯体疾病。除了以躯体主诉为主的隐匿性抑郁外，抑郁障碍出现在有躯体疾病的患者中很常见，包括癌症、心脏病、卒中和震颤麻痹，任何慢性疾病或康复的拖延都能促发抑郁障碍，某些治疗也是如此。

抑郁症状常被错误地归因于躯体疾病的"自然后果"。但

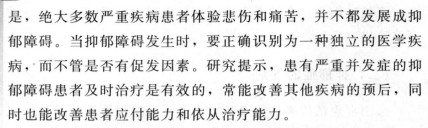

是，绝大多数严重疾病患者体验悲伤和痛苦，并不都发展成抑郁障碍。当抑郁障碍发生时，要正确识别为一种独立的医学疾病，而不管是否有促发因素。研究提示，患有严重并发症的抑郁障碍患者及时治疗是有效的，常能改善其他疾病的预后，同时也能改善患者应付能力和依从治疗能力。

4. 抑郁障碍和痴呆。 在老年人中，抑郁症和老年痴呆（阿尔茨海默病）的患病率、共病及症状重叠的比例很高，使鉴别诊断特别困难。而且，很多老年患者有假性痴呆，一种暂时性的认知缺损，如记忆问题、注意力不集中及定向障碍等。这是由于潜在的抑郁障碍或躯体疾病及其治疗所致。

疾病是复杂的。临床上会有许多意想不到的情况发生，常常会给诊断与鉴别诊断造成很多麻烦。专业问题应该交给专业医生处理。所以，当身体和心理出现问题时，应及时请专业医生帮助处理这个问题。

六、抑郁症是精神病吗

在许多人的头脑中，常常存在一种错误的概念，就是把神经病和精神病混为一谈，经常听到有些人骂别人"神经病"。每当听到人家说"神经病"时，马上就会想到"疯子""傻子"。一般人心目中的"神经病"，就是疯疯癫癫，说话语无伦次，出现幻听幻视，行为古怪，甚至冲动毁物，乱打乱砍。这些人实际上是医学上所指的伴有精神病性表现的严重精神病，比如精神分裂症。其实，精神病和神经病是两种完全不同的疾病，不能混为一谈。

神经病是神经系统疾病的简称，是指中枢神经系统和周围神经的器质性病变，并可以通过医疗仪器找到病变的位置。常见的神经病有：脑炎、脑膜炎、脑囊虫病、脑出血、脑梗塞、癫痫、脑肿瘤、帕金森病、重症肌无力、偏头痛、三叉神经痛、坐骨神经痛等。患者应该去找神经科医生求助。

神经病与精神病并不是一回事儿，但二者有时也存在一定的联系，比如脑炎、脑肿瘤、脑外伤、癫痫等神经科患者常伴有精神症状，有的还以精神症状为突出表现，但结合病史及全面躯体检查，是可以鉴别的。

精神病是指严重的心理障碍，患者的认识、情感、意志、动作行为等心理活动均可出现持久的明显的异常；不能正常的学习、工作、生活；动作行为难以被一般人理解；在病态心理的支配下，有自杀或攻击、伤害他人的动作行为。常见的精神病主要有：精神分裂症、狂躁抑郁性精神病、更年期精神病、偏执性精神病及各种器质性病变伴发的精神病等。患者及家属应与精神科医生配合治疗。

所以说，抑郁症属于精神病范畴，它是一种心境障碍。在抑郁症中，大部分患者病情是轻度或中度，不伴有精神病性表现，病情严重的、伴有精神病性症状的只占少数。虽然严重的抑郁有时也会有一些幻觉、妄想等病态体验，但经治疗后病情会很快好转，随着病情的减轻，患者能认识到自己有病，并积极配合治疗。

神经病和精神病是可以区分开来的，精神病属于心理疾病范围，神经病属于器质性病理范围。得了神经病应去神经科诊治，得了精神病应去精神病专科医院诊治。

人体是一个复杂多变的系统，往往会受到遗传因素、环境因素、情绪因素等影响。在临床中，我们常常会遇到相似的症状、不典型的症状或几种疾病伴发的情况，为了不延误治疗，一定到专业医生那里就诊。

第二节　自杀与抑郁症

据北京心理危机研究与干预中心调查显示，有精神障碍、夫妻矛盾、经济困难者，是最容易自杀的三大人群。不少患抑郁症的名人，往往以自杀结束自己的生命：比如亚里士多德跳海自杀、海明威饮弹自尽、俄罗斯诗人叶赛宁写下绝笔诗后在旅馆自缢、出生于香港的著名歌手与演员张国荣跳楼身亡、中国电影演员阮玲玉服毒自杀，等等。

一、自杀是抑郁症的极端表现

自杀是指个体在复杂心理活动作用下，蓄意或自愿采取各种手段结束自己生命的行为。根据精神医学研究报告，自杀的人中70%患有忧郁症，精神疾病者自杀率高达20%！而抑郁症患者自杀率高达15%！

下面是一位 25 岁重度抑郁症患者的故事。

陈某是位女性，家在农村，17 岁外出打工。一年后，母亲因脑出血需要钱，她一天打两份工，仍然不够用。每天辛辛苦苦打工挣钱，但家里就像一个"无底洞"，怎么也填不满。慢慢地，她开始情绪低落，无处发泄。她觉得家里没人关注她，常常一个人在房间里偷哭。她"每天都不开心，觉得自己太没用了，就是想结束自己的生命"。

陈某最初选择割腕自杀，每次都是偷偷地割，割了很多次，一次比一次割得深，也流了很多血，每次割完就用纱布把手腕包起来。她的手腕上可以见到一道道刀痕。多次自杀失败，她改为自焚。她点着了柴火，结果把自家的房子和左邻右舍的房子都烧毁了，最终还是被父亲救了出来。

陈某被送进长春市安宁精神康复医院，诊断为抑郁症。她是个典型的重度抑郁症患者。她有清醒的自知力，来医院后每天把自己关在屋子里，不与人交流，也不想见任何人，总想自杀。经过近一年的康复治疗，病情好转，她渐渐打消了自杀的念头。

自杀是重度抑郁症患者最为极端的行为。不少抑郁症患者对人生都非常悲观，认为生活和人生没有意义，觉得活着没意思，死亡才是最好的解脱。

二、抑郁症的严重危害性

据统计，我国每年至少有 25 万人自杀，200 万人自杀未遂。北京心理危机研究与干预中心的调查分析称，自杀已成为

15～34 岁人群的首位死因。

在中国，青少年和女性人群是自杀的主要群体。有心理专家指出，青少年自杀的原因在于他们所面对的社会压力比较大，而在学校和家庭都缺乏必要的挫折教育和心理素质教育，造成了他们心理素质不高，面对压力缺乏应对能力。

在以自杀闻名的日本，十多年来，每年有三万多人自杀，其中很大一部分是抑郁症患者。每年 5 月，日本抑郁症患者会突然增多，通常称为"5 月病"。这是因为每年 4 月是新年度的开始，很多年轻人走上工作岗位时极其惶恐，工作一个多月就出现抑郁症状。

在世界卫生组织的自杀率统计中，亚洲地区最高的是韩国。2010 年的一份社会调查显示，每 10 名韩国中学生中就有 6 名患有抑郁症或是曾有过自杀的念头。男生患抑郁症的比例为 34％，女生患抑郁症的比例为 44.3％。首尔地区学生患抑郁症的比例高达 40.5％。

三、抑郁自杀的"传染"与模仿效应

自杀会"传染"吗？自杀真的是一种心理传染病！美国"自杀学之父"埃德温史纳曾估计，每一人自杀死亡，至少会影响 6 个自杀者的亲友。自杀是会被模仿的。

近年来，韩国艺人接二连三的自杀新闻，让人印象深刻。自 2005 年知名影星李某在家中上吊自杀起，在随后的 10 年间，共有超过 30 位韩星相继走上绝路，其中不乏崔某、郑某等知名艺人。腾讯娱乐根据公开资料整理发现，在这三十余位韩国艺人中，有 21 人因抑郁症或疑因抑郁选择自杀，其中有 11 人去世时的年龄不超过 30 岁。韩国的自杀问题特别是艺人自杀，也让人印象深刻而备受关注。女星李某因抑郁症自杀身亡后，在数部影视作品中，她扮演的角色均离奇死亡。入戏太深、压力过重，成为其匆匆离世的一大缘由。2005 年 5 月 1 日，失踪半个月的中国台湾资深艺人倪某，被警方证实已经上吊自杀，终年 59 岁。倪某自杀之前抑郁症缠身，曾服用大量安眠药后曾独自驾车冲进山沟等多次自杀未遂。2014 年 3 月 9 日演员禹某死亡，疑因严重忧郁症自杀。曾出演《顺风妇产科》的韩国女艺人金某于 2013 年 3 月 29 日被发现在家身亡。警方负责人表示，金某平时就患有抑郁症，而且现场还发现了她留下的遗书，可以确定是死于自杀。

18 世纪后期，德国著名诗人歌德的小说《少年维特之烦恼》发表后，在欧洲出现模仿小说主人公自杀的风潮，后人把这种模仿自杀的现象称为"维特效应"。自杀对于每一个人来说，都是一项非常艰难的抉择。但当一起自杀事件发生后，在一定的时间内，可能会对周围其他的人产生一定的心理暗示，并引起效仿。一个人自杀，对其亲朋好友造成的心理阴影至少持续 10~20 年。自杀作为解决问题的方法在一定程度上会给周围人一种心理暗示，造成自杀行为的效仿，从而使得自杀像传染病一样在自杀者的周围传播。

四、抑郁自杀的干预与预防

抑郁症有较高的自杀风险。抑郁症的核心症状为情绪低

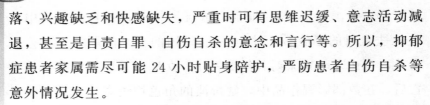

落、兴趣缺乏和快感缺失，严重时可有思维迟缓、意志活动减退，甚至是自责自罪、自伤自杀的意念和言行等。所以，抑郁症患者家属需尽可能 24 小时贴身陪护，严防患者自伤自杀等意外情况发生。

自杀是我国一个极其重要的社会公共卫生问题。为了减少自杀风险，阻止或防止自杀的企图，就要进行自杀干预。自杀干预包括对有自杀意念或决定自杀的人的干预，以及对一般人进行的自杀预防。广泛开展自杀预防，是自杀干预工作的重要组成部分，主要有以下几个方面。

一是加强珍重生命的教育。可以利用我国传统文化中孝道思想进行说服教育。儒家学说主张一个人应珍惜自己的生命，"身体发肤受之父母，不敢毁伤"，子女有赡养父母的义务，自杀是对家庭和社会不负责任的行为。道家主张以自然态度对待生死，不蓄意破坏天然。这些都可成为自杀行为的对抗力量。

二是培养乐观、通达的人生态度。养成正确的生活观、功利观、生死观。多看人生的积极方面、阳光方面，正确对待生活中的挫折。发展建设性人际关系，倡导遇到挫折时勇于敞开自己，与人沟通。

三是治疗精神疾病。由于许多精神疾病患者是自杀的高危人群，而精神疾病大多又是可以治愈的，因此，通过多方努力，积极配合，有效治愈精神疾病患者，是降低自杀率的重要举措。

四是建立自杀预防机制。加强各种危机干预服务机构的协调工作，对有关机构的专业人员，以及献身危机干预和自杀预防服务的志愿者，进行适当的专业培训。

五是进行宣传教育工作。在教育过程中应注意：提高非专业危机干预者对潜在自杀认识的敏感性；宣传有关危机干预的社会资源知识；大众传媒不应描述真实的或虚构的自杀方法和自杀过程；不要把自杀行为（不论其出于何种动机）神圣化，使新闻界在"不美化、不宣传自杀者"这一点上达成共识。

六是加强管理，堵塞漏洞。加强煤气管理，采取煤气去毒化处理，可使自杀率大大降低；在年轻人自杀事件发生较多的地点，组织专门的巡逻队救助自杀者。

2003 年 9 月 10 日是世界卫生组织和国际自杀预防协会共同确定的全球第一个"预防自杀日"。

世界卫生组织 2014 年 9 月 4 日公布了题为《预防自杀：一项全球要务》的首份关于自杀行为的报告，呼吁将防范自杀提升至全球公共卫生和公共政策议题的优先考虑范围，并呼吁社会各部门协同努力应对自杀这一公共卫生问题。

第三节 特殊人群与抑郁症

一、产后抑郁症的产生、表现和预防

美丽、性感的安吉丽娜·朱莉，1975 年 6 月 4 日出生于美国洛杉矶，是好莱坞电影明星、社会活动家、联合国高级难民署特使。她主演的电影《神秘拼图》《古墓丽影》《史密斯夫妇》等都曾在我国上映。

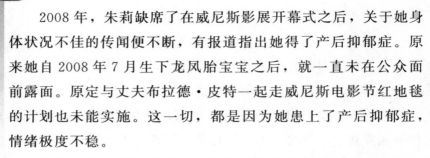

2008 年，朱莉缺席了在威尼斯影展开幕式之后，关于她身体状况不佳的传闻便不断，有报道指出她得了产后抑郁症。原来她自 2008 年 7 月生下龙凤胎宝宝之后，就一直未在公众面前露面。原定与丈夫布拉德·皮特一起走威尼斯电影节红地毯的计划也未能实施。这一切，都是因为她患上了产后抑郁症，情绪极度不稳。

朱莉在此之前还生过一个孩子，加上收养的三个，她每天要面对六个孩子。有消息人士透露："她试图在六个孩子面前控制自己的情绪。因为她总是莫名其妙地哭，又在不合时宜的时候笑出来。"她每天遭受失眠的折磨，大部分时间都待在床上，没什么力气，但又必须逼迫自己吃东西，而新生儿又总是哭闹不休，让她不由得很担心孩子的健康，常找医生检查，因此她变得消沉而沮丧。虽然她努力控制自己的情绪，但她心情的急剧变化总是让整个家庭都感到难受。

产后抑郁症是指女性生产以后，由于激素、情绪、社会角色等方面的变化而出现的抑郁症状。尤其现代女性承担多种社会角色，自身压力大，发生产后抑郁症的概率就更高。产后抑郁症通常在产后两周出现症状，有时候会持续一年时间，有的患者可以在数月内自行恢复，有的则需要长期治疗恢复。

2015 年发布的《产后抑郁障碍防治指南的专家共识》中提到：流行病学资料显示，西方发达国家 PPD（产后抑郁症）的患病率为 7％～40％。亚洲国家 PPD 患病率为 3.5％～63.3％。我国报道的 PPD 患病率为 1.1％～52.1％，平均为 14.7％，与目前国际上比较公认的 PPD 10％～15％的患病率基本一致。

几项综合研究，证实了下丘脑—垂体—肾上腺皮质（HPA）轴的失调对某些产妇发生产后抑郁障碍起到一个重要的作用。产后雌二醇及孕酮（黄体酮）的迅速撤离是某些易感产妇发生产后抑郁和产后心绪不良的原因。

（一）导致产后抑郁的主要原因

导致产后抑郁的主要原因，有以下几个方面。

一是生理原因。孕妇在分娩后，体内激素水平急剧变化，是产后抑郁症发生的生理基础。

二是心理原因。有的新妈妈还没有做好迎接新生命到来前自身角色变化的准备，因而变得悲观。

三是性格原因。有的女性过于追求完美，产后仍希望能把所有事情处理得很好，若家人未适时开导和分担，易造成精神压力增大。

四是社会因素。有的产妇因分娩面临失业、家庭收入减少，或因怀孕、生产、育子而衍生出新的家庭矛盾等方面的压力，导致精神压力过大。

五是遗传因素。部分有精神病家族史，特别是有家族抑郁症病史的产妇，产后发病率比正常情况产妇要高。

（二）产后抑郁的表现形式

产后抑郁障碍的危害极大。对产妇而言，患者可以出现自伤、自杀行为；不利于产妇精力、体力恢复；增加产妇滥用药物或酒精的风险；导致共患的躯体病或产后并发症恶化或慢性化。对孩子而言，患者可能对孩子造成器质性危害、母婴连接障碍；导致孩子智力、情绪与个性发育障碍；增加孩子发生暴力行为的风险。其表现形式，主要有以下几个方面。

一是情绪低落，感觉焦虑，时常无理由地哭泣，感到自己迷茫无助。

二是遇事喜欢较真，经常抱怨别人，还容易烦躁、激动或发脾气。

三是常常感到疲劳，食欲缺乏，精力无法集中，哪怕做很简单的家务也是如此。

四是对以前喜欢的事物失去兴趣。

五是过分担心自己的身体和孩子的健康。

六是日益严重的失眠。

（三）临床医生常用的协助诊断工具

临床医生经常使用的协助诊断工具是筛查量表，如爱丁堡孕产期抑郁量表（EdinburghPostnatal Depressions Scale，EPDS）。

1. EPDS简介。 EPDS是一个有效的产后抑郁的自评筛选工具，于1987年由英国Cox等创制。该量表共有10个项目，分别涉及心境、乐趣、自责、焦虑、恐惧、失眠、应付能力、悲伤、哭泣和自伤，分0（从未）、1（偶尔）、2（经常）、3（总是）四个等级，得分范围为0~30分，5分钟即可完成。

2. EPDS界值。 Cox将13分推荐为极有可能患产后抑郁症（PPD）的界值，而卫生保健人员常规使用时可采用9分作为界值。当得分≥13时，则该产妇需要进一步确诊；如果产妇

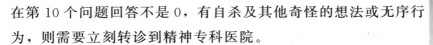

在第 10 个问题回答不是 0，有自杀及其他奇怪的想法或无序行为，则需要立刻转诊到精神专科医院。

3. EPDS 使用。 大量研究表明，PPD 发生的峰值处于产后一个月以内，因此，EPDS 筛查的最佳时间也为产后 2～6 周。

其他常用量表，如贝克抑郁量表（BDI）、抑郁自评量表（SDS）、患者健康问卷抑郁量表（PHQ9）、汉密尔顿抑郁量表（HAMD）和蒙哥马利抑郁量表（MADRS）等，亦有助于产后抑郁症的诊断。

产后抑郁障碍的治疗，应坚持以产妇安全、婴儿安全为前提条件和基本原则。与此同时，还需要对产妇包容、陪伴和开导。产后抑郁症患者往往情绪波动很大，重症者甚至有自杀和杀害婴儿的想法和行为，所以应引起新生儿家庭的重视，并及时帮助其调整心态。对于有抑郁症家族史的孕妇，应提前在孕期和分娩期介入心理辅导，产后密切注意其情绪变化。

二、青春期抑郁症的表现与原因

请看如下故事。

云云 15 岁了，她来自一个美丽的小县城，上小学、初中时都是班里的尖子生，她以全县第一名的优异成绩考入市重点中学。她是家里的骄傲，也是全县的骄傲。但在高一第一学期末，她突然喝下大半瓶敌敌畏，死时身上还穿着一身校服。

警察在云云的书包里发现了一张字条，意思是，

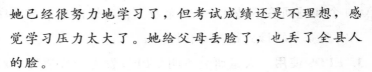

她已经很努力地学习了，但考试成绩还是不理想，感觉学习压力太大了。她给父母丢脸了，也丢了全县人的脸。

　　据云云的老师回忆，她期中考试成绩不佳，之后一直熬夜学习，以致影响睡眠，她爱做噩梦，白天课间也不休息，不跟同学一起玩儿，只顾低头看书。平时很少看到她笑，经常无缘无故就哭起来了。老师曾经提醒她注意劳逸结合，且不要思想负担太重，但她总说，不能给家里丢脸。

不难看出，云云得了抑郁症。过重的心理负担压垮了孩子！

青春期是以生殖器官发育成熟、第二性征发育为标志的初次有繁殖能力的时期。世界卫生组织（WHO）规定青春期为10～19岁。女孩的青春期开始年龄和结束年龄，都比男孩早两年左右。

青春期以性成熟为核心的生理方面的发展，使少年具有了与儿童期明显不同的社会、心理特征。

青春期的情绪特点是情绪容易波动，而且表现为两极性：即有时心花怒放，阳光灿烂，满脸春风；有时愁眉苦脸，阴云密布，痛不欲生，甚至暴跳如雷。可以用"六月天孩子脸"来形容，父母碰到这种情境千万要冷静，否则容易发生冲突。

（一）青春期抑郁症的症状

青春期抑郁症常见的症状，主要表现在以下几个方面。

一是逆反心理。青少年抑郁症患者在童年时期，对父母的管教言听计从，到了青春期，不但不跟父母沟通交流，反而处处与父母闹对立。一般表现为不整理自己的房间，乱扔衣物，洗脸慢，梳头慢，吃饭慢，不完成作业等。较严重的表现为逃学，夜不归宿，离家出走，要与父母一刀两断等。

二是身体不适。青少年抑郁症患者一般年龄较小，不会表述情感问题，只说身体上的某些不适。如有的孩子经常用手支着头，说头痛头昏；有的用手捂着胸，说呼吸困难；有的说嗓子里好像有东西，影响吞咽。他们的"病"似乎很重，呈慢性化或反复发作，但做了诸多检查又没发现什么问题，吃了许多药仍无好转迹象。

三是情绪低落。很多青少年抑郁症患者，在面对达到的目标、实现的理想、一帆风顺的坦途，并无喜悦之情，反而感到忧伤和痛苦。如考上名牌大学却愁眉苦脸、心事重重，想打退堂鼓。有的在大学学习期间，经常无故往家跑，想休学或退学。

四是不良暗示。主要是两种情况：一种是潜意识层的，往往导致生理障碍。如患者一到学校门口或教室里，就感觉头晕、恶心、腹痛、肢体无力等，当离开这个特定环境或回到家中，一切又都正常。另一种是意识层的，往往专向负面猜测，比如：自认为考试成绩不理想；自认为不会与人交往；自认为某些做法是错误的，给别人造成了麻烦；自认为可能是"精神病"，真的是"精神病"怎么办等。

五是环境不适。可能在学校同他人发生过一些矛盾，或者根本就没什么原因，患者便深感所处环境重重压力，经常心烦意乱，郁郁寡欢，不能安心学习，迫切要求父母为其想办法，调换班级、学校或工作单位。当真的到了一个新的地方，患者的状态并没有随之好转，反而会另有理由和借口，还是认为环境不尽如人意，反复要求改变。

六是自杀行为。研究发现，青少年自杀位居全球青少年死亡原因第三位。根据数据推测，到 2020 年前全球青少年患精神障碍将会增长 50%，成为最主要的五个致病、致死和致残原因之一。重症患者利用各种方式自杀。对自杀未果者，如果只抢救了生命，未对其进行抗抑郁药物治疗（包括心理治疗），患者仍会重复自杀。因为这类自杀是有心理病理因素和生物化学因素的，患者并非甘心情愿地想去死，而是被疾病因素所左右，身不由己。

（二）导致青春期抑郁症的主要原因

导致青春期抑郁症的原因，主要有以下几个方面。

一是学习压力。目前学生学习压力过大，升学、中考、高考、考研，不停地考试。"望子成龙，望女成凤"，家长、学校、社会往往对孩子有着过高的期望值。特别是步入青春期后，这些压力让一些学生患上了抑郁症。

二是经济压力。许多学生由于家庭条件差，同学之间相互攀比，很容易让一些学生出现自卑心理，甚至导致抑郁症出现。

三是情感纠葛。现在的早恋已经从大学发展到中学，甚至小学。而"速食爱情"更是让诸多感情经验不足的学生备受伤害，一旦感情出现变故，极易诱发抑郁症。

四是心理脆弱。很多家长忽略了对孩子精神需求的给予，导致学生心理脆弱，无法与家长、老师、同学等正常沟通，稍遇挫折就会诱发抑郁症，甚至走上极端之路。

五是虚拟网络。许多青少年深陷网络，一旦重新回到现实，就会出现悲观厌世、心境低落等抑郁症状，伴随头痛、消化不良、便秘、不明疼痛、食欲缺乏和睡眠障碍等现象。

三、儿童抑郁症的时段分类与致病因素

请看如下案例。

> 读小学五年级的涵涵，因为被老师批评了几句，回家后喝农药自杀了。家长和老师震惊之余，回顾涵涵有情绪问题已经有一段时间了，只是未被重视。在心理精神专家看来，自杀的学生很可能患了儿童抑郁症。
>
> 经详细询问，涵涵是个留守儿童，母亲三年前"被人拐跑"，父亲长期在外打工，体弱多病的奶奶与他相依为命。家里很穷，没什么像样的家具，吃的饭也没什么营养。与父亲性格一样，从小就沉默寡言。父亲偶尔回一次家，因为看到同学吃肉，向家里要时，还遭到打骂。他不喜欢和同学一起玩儿，不爱学习，经常完不成作业。这一次，因为又不交作业，老师批评了他几句，没想到就自杀了。

在中国，留守儿童已经成为一个普遍的社会现象。留守儿童的抑郁自杀也并非一时冲动：他们长期得不到父母关爱、缺少与家人正常交流、家庭贫困等因素，共同促使留守儿童心理

逐步异样。许多留守儿童都觉得父母不爱自己，不关心自己。在超过一半的留守儿童家庭中，母亲处于缺位状态。这不仅是儿童监护意义上的缺位，更是心理成长引导者的缺位，这是留守儿童出现问题的重要原因。在 2006～2015 年的调查中，据不完全统计，关于留守儿童的不良事件共计 239 起，主要包括留守儿童抑郁自杀、犯罪、非正常伤害和意外死亡四种类型。而留守儿童抑郁者的数量，呈上升趋势。

儿童也会得抑郁症吗？美国研究者的调查表明，抑郁在儿童中的发生率为 0.4%～2.5%，在青少年中这一比率为 5%～10%，这与澳大利亚与意大利的研究结果一致。在 10 岁以前男女儿童患病率相似，以后随着年龄的增加，女童患病率逐渐增加，男女儿童患病率的比例接近 1：2。

（一）儿童抑郁症的时段分类

儿童抑郁症的症状分为学前期、学龄期和青春期三个时段。

1. 学前期抑郁症儿童的症状。学前期患抑郁症的儿童经常出现不明原因的胃痛、头痛和疲劳感。儿童极度依附于母亲，害怕与其分离或遭到遗弃。找不到妈妈就立刻用手抹着眼泪屋前屋后搜寻，如有不如其愿时马上烦躁不安，消极自贬的言辞屡屡挂在嘴边，还发生胃痛等躯体不适，缺乏儿童特有的蹦跳欢乐的童真，时时显出暮气消沉的淡漠。特别提出襁褓忧郁症，即频繁地与母亲分开的儿童，在一岁的后半年会有此症，像恐惧、悲伤、爱哭、排斥新环境。襁褓忧郁症患者后期发育不良，对人没什么感情且不喜欢和人接近。五岁或六岁左右会表现得极其别扭、暴躁，而且睡不好也吃不好。有的甚至会变得畏缩，表现得愈来愈古怪和喜欢破坏。

心理专家特别提醒，学前期的儿童最初病症的发生，多因有个忧郁的母亲。这样的儿童不会笑和不愿意看人，包括父母，他们最轻松的时候不是看到母亲的时候，而是独处的时候。他们的脑电波图跟别的儿童不太一样，如果治好母亲的忧郁症，儿童的脑电波图就会有改善。越大越不好调适，到了学龄期，就算母亲的症状得到缓解，孩子仍有心理偏差。

2. 学龄期抑郁症儿童的症状。学龄期抑郁症的儿童常会过于消瘦，睡眠会出现戏剧性的变化，并开始用一种缺乏感情的单调的语言讲话。除基本的抑郁表现外，更易激惹、发怒、谩骂。不仅不喜欢自己而且厌恶周围一切。头痛、失眠和厌食并且满面愁容，不善向成人表述内心痛苦感受。学童孤僻、退缩、经常易怒好斗，并且无法醒悟自己为何缺乏挚友于愤怒绝望之中，开始扬言自杀，以示威胁。

3. 青春期抑郁症儿童的症状。青春期的患者会出现进食障碍、明显的体重增加或减轻、性行为杂乱、药物依赖、对脸上的粉刺过分挑剔、咬指甲直至出血。还会出现愈来愈重的自责、自卑和消极信念。此年龄段儿童经常感到食物乏味、疲惫无力、健忘等，认知能力更加糟糕，学习成绩也一路下滑。最后失望、绝望，生不如死的心境接踵而至。青春期抑郁症患者，也会出现与成人患者相似的症状，如自卑、自责、流泪、退缩及头脑中反复出现有关死亡的念头。

在心理上儿童抑郁症的症状，存在情感障碍、情绪低落、自我评价低，甚至自责自残、想死等行为表现，还伴随一些冲动，注意力不集中，不愿学习等行为障碍。由于幼儿语言表达能力的限制，他们的抑郁表现是食欲下降，体重减轻，经常哭泣而不易接受安抚，还伴随躯体疾病等。作为家长，对孩子的抑郁症一定要足够重视，如果抑郁症长期存在，会极大地危害孩子的正常成长，只有治愈才能保证健康成长。

（二）儿童抑郁症的致病因素

儿童为什么会产生抑郁症呢？儿童抑郁症的致病因素，主要有以下几个方面。

一是遗传因素。如果孩子父母中有一方曾经得过抑郁症，那么，其孩子得抑郁症的概率为 25％，如果父母双方都有过此病，孩子得抑郁症的概率则增加到 50％甚至更高。

二是神经物质失衡。脑中有一类神经传导素的物质，也就是血清素、正肾上腺素和多巴胺，它们在控制情绪方面起着重要的作用。专家认为，患抑郁症的孩子可能是由于这些神经物质分泌不足导致的。

三是早期心理创伤。有一半的抑郁症患者，包括儿童和成年人，他们都曾经经历过一些重大的、使生活发生巨变的事件。比如，失去父母至爱，搬到新的城市，被人欺负，或者是一次事故中的直接受害者。而孩子们通常没有处理这些重大创伤的能力，于是便在心里产生了阴影。

四是荷尔蒙分泌发生变化。学龄前孩子也会得抑郁症，不过更多诊断有抑郁症的儿童是那些处在青春期的孩子。这个阶段正是荷尔蒙发生变化的时期，男孩与女孩得抑郁症的比例大致相当，但是在十几岁和进入成人期时，女孩得抑郁症的比例提高，是男孩的两倍。变化的荷尔蒙及社会的期望是这种性别差异的原因所在。

孩子是祖国的未来，是家庭的希望。防治抑郁症，要从孩子的心理健康抓起！

四、老年抑郁症的临床表现和预防调理

请看以下案例。

王奶奶今年 72 岁了，从前是个做事利落的爽快人。老伴去世快一年了。亲手带大的外孙子也出国留学了。近半年来，王奶奶出现了日益加重的失眠，有时整宿都睡不着觉；食欲越来越差，情绪低落，总说自己脑子不灵光了，什么也记不住，什么也不想干。她总说自己老了，拖累了全家人；有时坐立不安、心慌、胸闷、口干舌燥、心烦易怒；有时自己用手往墙上打，甚至能打出血来，打完后就开始哭泣；经常觉得自己是个没用的人，活着没意思，想跳楼又怕名声不好，影响孩子的前程，曾企图割腕自杀，幸亏女儿发现及时，没有酿成大祸。

这是个典型的老年抑郁症案例。老年抑郁症，是十分常见的抑郁症。近年来，世界人口生育率在下降，寿命在延长，老龄化问题越来越严重，老年抑郁症也变得更加常见。

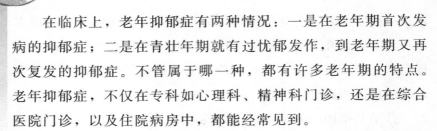

　　在临床上，老年抑郁症有两种情况：一是在老年期首次发病的抑郁症；二是在青壮年期就有过忧郁发作，到老年期又再次复发的抑郁症。不管属于哪一种，都有许多老年期的特点。老年抑郁症，不仅在专科如心理科、精神科门诊，还是在综合医院门诊，以及住院病房中，都能经常见到。

　　应引起社会关注的是空巢抑郁症。空巢是指子女成年后从父母身边分离出去，或子女因疾病或因事故而先老人去世，剩下老人独自生活的家庭。就像小鸟展翅高飞，巢穴中没有待哺的雏鸟一样。空巢老人通常感觉孤独，容易出现抑郁症状，这就是空巢抑郁症。

（一）老年抑郁症的临床表现

　　老年抑郁症的临床表现，主要有以下几个方面。

　　1. 经常有自卑感。患者会表现出疑心重重，感觉身边的人都看不起自己、讨厌自己，甚至鄙视自己，这种怀疑感与精神分裂症的怀疑感不一样，它原发于情绪障碍，是由情绪低落而产生的。

　　2. 思维活动受限。老人大脑反应迟钝，总是称自己变笨了，生活中简单的问题有时不能自己独立解决，并因此增加了自卑感。

　　3. 自我贬低谴责。有的患者认为自己什么都做不好，把芝麻大的事想象成为不可饶恕的错误，感觉谁都对不起，内心不断责备自己。

　　4. 情绪容易激动。有的患者会无故表现出焦虑、烦躁不安

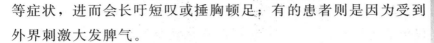

等症状，进而会长吁短叹或捶胸顿足；有的患者则是因为受到外界刺激大发脾气。

5. 经常出现失眠。失眠是老年忧郁症的一大典型症状，以早醒为主要特征。凌晨醒后情绪非常低落，对于即将到来的白天及如何度过，非常苦恼。

6. 全身酸痛乏力。这是此类精神疾病的躯体表现，主要体现在穿衣、走路、吃饭等简单的日常活动上，由于全身酸痛乏力，患病老人需要下很大决心，费很大气力才能完成。

7. 出现自杀行为。老年忧郁症症状严重的患者，为摆脱痛苦会出现自杀行为，自杀时间多在凌晨，往往是经过周密计划的，所以家人一定要看护好患者，并帮其选择专业的医院进行治疗。

（二）老年抑郁症的预防及调理

1. 预防危险因素，采取干扰措施。由于老年忧郁症的发生与社会—心理因素如独处、孤独等有非常重要的关系，因此，在预防上要尽可能减少老人的孤独感及与社会隔绝感，增强其自我价值观念。具体措施有：鼓励老人多参加集体活动，多与人沟通交流；儿女应尽量与老人同住，不方便同住的也要常回家看看，多打打电话，改善和协调好包括家庭成员在内的人际关系，让亲友、邻居多关注老人生活，支持老人进行喜爱的户外活动；鼓励老人参加一些力所能及的劳动，培养多种爱好等；由于老人对陌生环境适应度差，因此还应避免或减少住所的搬迁次数。

2. 加强心理治疗与社会支持。老年抑郁症的预防工作，不仅包括防止疾病出现，还包括防止疾病复发。所以，对病情稳定的抑郁症患者，应为其介绍卫生常识，进行多种形式的心理治疗，帮助患者正视疾病，正确对待自己，注重良好性格的培养。另外，老人原单位、街道、社区对老人的联系、沟通可在一定程度上补充子女、亲友的陪伴时间的不足，特别是留守老人、失独老人更应引起社会的关注。不要对老人造成不必要的精神刺激，帮助老人正确对待和处理各种不利因素。

第四节　情感与抑郁症

一、隐匿情感与抑郁症

请看以下案例。

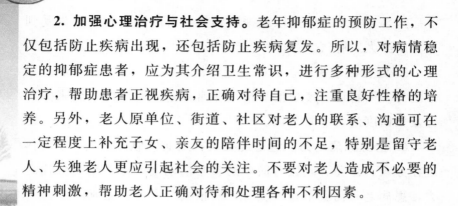

张先生今年 58 岁，老伴两个半月前因病去世。近两个月来，他常常感到食欲不振、时而恶心，偶有呕吐、脘腹胀满、肠鸣、大便不成形，咽部有异物感，吐之不出，吞之不下。睡眠质量欠佳，白天常感乏力。患者以为是消化道疾病、耳鼻喉科疾病，反复去医院检查。结果，均未见明显异常。两个月来，他在许多医院的消化内科、消化外科、肿瘤科、耳鼻喉科、心内科、中医科、中西医结合科反复就诊，服用治疗胃病、咽炎的中西药物，全都不见好转。

终于有一位大夫在给张先生开安眠药时，详细问了他的情绪状况。原来，妻子去世后，他虽然外表坚强，但内心十分痛苦。他除了前面的症状外，还有情绪低落，常常后悔当初对老伴关心不够，觉得自己很孤单，女儿和外孙子也不能给自己带来快乐，感到很没意思，还不如跟老伴一起走了好。医师认为，张先生得的是"隐匿性抑郁症"，"躯体化症状"突出，这种抑郁症不易识别。

所谓躯体化症状，就是患者自觉有很严重的如头痛、乏力、失眠、身体不舒服、工作效率下降等症状，但经相应的医学检查却没有发现明显的病理改变，或者临床检查中发现的病理改变不足以解释患者自觉症状的严重程度。出现这种躯体化症状的深层原因，在于心理问题长期得不到解决。

隐匿性抑郁症是一种不典型的抑郁症，是指抑郁症状"隐藏"起来了，常常以躯体不适为主要表现，这种不易被人发现的抑郁症，在中老年人中比较常见。这样称呼，并不是说患者故意把抑郁症状隐藏起来，怕人知道，不告诉别人，而是不知道自己患了抑郁症，总以为自己躯体疾病很重，希望内、外、妇等科的医生帮助诊治，一般不会主动到精神科治疗，正因如此，容易延误治疗的最佳时间，给患者带来更多的痛苦。

抑郁症是以情绪低落为核心症状的情感性精神病。人的情绪变化与身体状况密切相关。谁都知道，当人心情好时，食欲也好；悲哀时就茶饭不香，情绪影响胃肠功能活动。长期心情抑郁，可引起全身各系统的不适感，如体力下降，无故疲乏，没有精神，懒得干活等。一活动就累，全身发紧发胀、腰酸头沉、迷迷糊糊、胸闷气短、呼吸不畅、时有心慌、心跳加快、食欲下降、饮食不香、恶心、腹胀、便秘或入睡难、醒得早、睡不实，等等。许多患者对这些症状十分敏感，急于求治，要求进行各项检查，以便明确自己得了什么重病，但是怎么也没有想到，这些病症的起因是心境不好。

有的老人是在一定的精神刺激或者强烈的精神创伤之后患病的，却被认为是想不通，而不认为是心情不好引起的，即抑郁情绪被躯体症状掩盖了，然而，患者也认为是自己身体不舒服而心情不好。所以，只看身体疾病，而忽略了心理或精神疾病。实际上，当这些抑郁症状并不突出的患者到内科或神经科门诊检查时，连医生也常常忽略而不能确诊，因此被称为隐匿性抑郁症。一旦被确诊，应用抗抑郁药物进行治疗，多数患者会在治疗几周后逐渐好转，如睡眠改善、食欲增加、体重恢复等。只有当病情好转，患者才会相信自己得了抑郁症。

二、双向情感与抑郁症

请看如下案例。

晓天是个 20 岁的小伙子，今年上大学二年级。两个月前，他身心莫名其妙地发生了一些变化，家里人发现他精神不振，闷闷不乐，他自己也感觉精力难以集中，学习力不从心。他自己说："脑子像涂抹了糨糊一样，活动不起来。"于是成绩下降，情绪低落，没有能让自己开心的事情，以前感兴趣的事情，比如看球赛，玩游戏，打篮球，或者去唱卡拉 OK 等，现在都没兴趣了。他的父母为其请了一个月的假，可是晓天在家里天天赖在床上，什么事情都不去做，跟父母很少说话，胃口差，吃得少，两个月来体重下降了10千克，而且还出现失眠，父母担心极了。

可是，近一个星期，事情出现了 180 度的变化，晓天突然像变了一个人似的，精神猛地好起来了，每天不再赖在床上，而是忙个不停，一会儿整理房间，一会儿到处翻书，说要自学某某课程，一会儿又说已经有了 MBA 的知识，自己能去商海里赚大钱，每天都显得精神亢奋，自我感觉很好，一直不停地跟父母说话，认为自己非常能干，人又聪明，觉得自己的脑子开窍了，对未来充满信心。这一个星期他还特别能花钱，常常跑出去玩，喜欢请客买单，还带回一堆东西，父母发现他已消费近万元。晚上更加不睡觉了，整晚忙个不停，干这个干那个，父母劝他休息，他说精神非常好，时间不够用，要好好利用每一分钟。

放心不下的父母，感觉儿子的精神状况可能出问题了，于是带着儿子去了医院。经医生询问病史，并跟他会谈之后，告诉孩子的父母说：你儿子得了"双向情感障碍"。

那么，什么是双向情感障碍呢？双向情感障碍是心境障碍疾病的一种，用通俗的话说，就是"情绪的跷跷板"，就拿晓天的病例来说，前半段，他是明显的抑郁发作，表现有明显的

"情绪低落，活动减少，思维迟钝"，这是典型的抑郁症的临床表现；而后半段，是典型的躁狂发作，正好与抑郁症的表现相反，是"情感高涨，活动增多，思维敏捷"，如果在整个病程中既有抑郁发作，又有躁狂发作，这样交替发作的心境障碍，称为"双向障碍"。

医生告诉晓天的父母不必担心，双向障碍在临床中并不少见，国外的流行病学调查，双向情感障碍患者与单向抑郁症患者基本是1∶1的比例，所以也是精神科临床常见病。一般通过心境稳定剂的治疗，患者症状都能得到缓解。

晓天经过两个月的治疗，病情基本得到控制，情绪也比较稳定，生活表现如常，已经返校就读去了。

双向障碍属于心境障碍的一种类型，是指既有躁狂发作又有抑郁发作的一类疾病。研究发现，躁狂发作前往往有轻微和短暂的抑郁发作，所以多数学者认为躁狂发作就是双向障碍，只有单独的抑郁发作的才是单向障碍。

临床上有的患者躁狂与抑郁交替发作，无明显的情感正常间歇期，称为快速循环型情感障碍。约占双向情感障碍的10%，女性多于男性，往往多次发作后呈快速循环型。根据《中国精神疾病和诊断标准（第二版修订本）》（CCMD-II-R)，诊断该型每年至少四次躁狂和抑郁发作，每次循环不短于48小时。循环周期小于48小时的称超快速循环型。

药物治疗上，双向情感障碍最主要的治疗药物是抗躁狂药碳酸锂和抗癫痫药（丙戊酸盐、卡马西平、拉莫三嗪等），它们又被称为心境稳定剂。对于有明显兴奋躁动的患者，可以联合抗精神病药物，包括经典抗精神病药氟哌啶醇、氯丙嗪和非典型抗精神病药奥氮平、喹硫平、利培酮、齐拉西酮、阿立哌唑等。严重的患者可以联合改良电抽搐治疗。对于难治性患者，可以考虑氯氮平合并碳酸锂治疗。治疗中需要注意药物不良反应和相互作用。对于双向抑郁症患者，原则上不主张使用抗抑郁药物，因其容易诱发躁狂发作、快速循环发作或导致抑郁症状慢性化，对于抑郁发作比较严重甚至伴有明显消极行为者、抑郁发作在整个病程中占据绝大多数者及伴有严重焦虑、强迫症状者可以考虑在心境稳定剂足量治疗的基础上，短期联合应用抗抑郁药，一旦症状缓解，应减少或停用抗抑郁药。

值得注意的是，双向情感障碍并未引起临床医生的足够重视，有报道称：37%的双向障碍患者被误诊为单向抑郁。被误诊后，长期使用抗抑郁药治疗，可以诱发躁狂、快速循环发作，使发作频率增加，同时也增加了患者和他人的痛苦。

三、强颜微笑与抑郁症

生活中"强颜欢笑"的抑郁症患者并不少见，像喜剧大师卓别林、威廉姆斯、憨豆先生等。目前，医学上已经有"微笑抑郁症"这种说法，也有人称为"阳光抑郁症"。

2014年8月14日，两篇抑郁症日记在微信朋友圈中传播和扩散，作者是前中国之声女主播蒋某。按照日记描述，她既能社交、聚餐聊天、应酬谈事儿；又能工作写稿、主持策划编辑等，并且干得还不赖；还能开怀大笑，大多数人觉得好笑的事情，她也会觉得好笑；还能在朋友圈里发段子，发有趣的文字。

蒋某在《女主播抑郁症日记》中写道，自己的生活完全陷入泥潭，厌食、狂躁、自戕（戕：qiāng，杀害，残害）、情绪失控、对世界完全失去兴趣。当多家医院诊断出她患有重度抑郁症时，她甚至觉得好笑。因为在她自己和熟人眼里，她从来都是一个有趣的"逗比（爱调侃与开玩笑）"。正是她自己，在文章中使用了"逗比"这个网络流行词。

其实，蒋某的抑郁症并非突发，早在 2014 年 4 月，她的身体和情绪就明确传递出了信号：喉咙痛、肠胃不舒服、心悸、浑身无力，最主要的是，她经常会莫名心情不好。

她把它当作了人生最后一次旅行……最初的几天确实是治愈的，新鲜的风景、安静的国度，逃离现实让她得到了短暂的平静和快乐。她的同行者是两个年轻有为的帅哥，这让她每天都在内心觉得自己是个失败的笨蛋。她每天算不清账，找不对路，挫败感与日俱增。后来在伊斯法罕，她住进了一个像洞穴一样的旅馆，每天至少一半时间，她就在床上蛰伏着。

蒋某先后去过两家医院，看了三位医生，诊断一致：抑郁症，偏重。真实而细腻的文字，把一名抑郁症患者发病期间身体和心理的变化毫无保留地呈现在公众面前。

其挫败感和孤独感持续了很长时间。她觉得，去很远的完全陌生的地方旅游，反而会使病情加重："医生说，我其实适合去比较近的地方，哪怕到了之后就在房间里待着。"面对记者时，她已经处在康复阶段。她说："我现在的状态是很好的，但像我这种三四个月就恢复的，复发概率非常高，高达 $70\% \sim 80\%$。"

"微笑抑郁症"是抑郁症的一种，是指多发生在都市白领身上的一种新型抑郁倾向。患者常常由于"工作的需要""面子的需要""礼节的需要""尊严和责任的需要"等，白天大多数时间都面带微笑，这种"微笑"并不是发自内心深处的真实感受，而是一种心理上的负担，久而久之成为情绪的抑郁。"习惯性微笑表情"并不能消除工作、生活等各方面带来的压力、烦恼、忧愁，而只能让他们把忧郁和痛苦越积越深。

2013 年，饶某以快乐男声第七名出道，一夜成名后他却坠入情绪低谷，近两年极少曝光，但他坚持以写歌"自救"，一点点释放心中情绪，最终通过大量创作找回自己。演唱会现场，他直言唱片母盘出来那一刻真的非常想哭，"以前听很多歌手说做音乐多辛苦多煎熬，自己做了才体会到真的很痛苦很纠结，是痛并快乐着的过程"。饶某的个人专辑《微笑抑郁症》以抗抑郁、抗严寒、抗失恋为主打基调，饶某表示每个人都可能在其看到自己的影子，同时又能在音乐里释放自己，宣泄情绪，得到温暖的治愈。

专栏作家韩某，著有《为了报仇看电影》《我们的她们》《怒河春醒》等。他是华语优质电影大奖、华语电影传媒大奖评委。《GQ》中文版 2012 "年度专栏作家"。在他的新书《窃美记》中有一篇文章《那些看起来在笑的人》。作者认为，那些看起来在笑的人，其实是抑郁者中最脆弱、最孤独的人。

那些看起来在笑的人，那些过着浮华生活的人，那些以凶狠自嘲作为幽默材料的人，可能是抑郁症患者中最麻烦的，他们有着一种洞悉自己、洞悉世界的审慎和机警，反侦察能力异常强大，有意地针对人们对抑郁症的认识，一一反着来，看上去，快乐指数甚至远远高于常人。就像前几年去世的网友"走饭"，如果不知道她最后的下落，只看她微博上犀利的自嘲，简直会觉得那是幽默的："我所能决定的大方向就是生与死，我所能决定的小方向是买哪款鞋，我其他的都靠别人和时间决定。"

微笑抑郁症最容易被忽视，它是人们生活中潜在的危险！

第五节 焦虑与抑郁症

焦虑和抑郁经常被人们一起提到，是因为二者常常相伴出现。调查显示，有 $33\%\sim95\%$ 的抑郁症患者，同时并发焦虑症状。而且二者症状也会有重叠，如食欲下降、睡眠障碍、心肺和胃肠道不适、易激惹、疲劳等。二者在发病机制、症状表现等方面，确实具有很多相同之处。

一、现实性焦虑及其特点

许多人都曾有过这样的体验：参加重要考试前总想上厕所，明明刚上完不久，也没有大量喝水，一旦拿到试卷就忘记要上厕所的事情了；工作中，领导突然来了，而上司布置的任务眼看就到交差的时候了，还没完满做好，这时有点儿不安，担心领导查问，紧张得手心直出汗……

上面这种情况，称之为现实性焦虑，与病理性焦虑（即焦虑症）不是一回事儿。现实性焦虑所表现的是对现实的潜在挑战或威胁的一种情绪反应，而且这种情绪反应是与现实威胁的事实相适应的，是一个人在面临自己不能控制的事件或情景时的一般反应。

现实性焦虑的特点，是焦虑的强度与现实威胁的程度相一致，并随现实威胁的消失而消失，因而具有适应性意义。它有利于个体动员身体的潜能和资源来应对现实威胁，逐渐达到应对挑战所需要的控制感及有效地解决问题的措施，直到这种现实威胁得到控制或消除为止。比如，一些运动员在比赛前的一定程度的紧张，可以帮助他们专注比赛，提高运动的兴奋性，从而提高成绩。再比如，一个人驾车行驶时，体验到一种连续不断的轻微担忧，这种担忧使他对可能的危险始终保持警惕。

所以说，现实性焦虑是人类适应和解决问题的基本情绪反应，是人类适应和应对环境的一种情绪与行为反应方式。

二、焦虑症的形式与临床表现

当人面对危险无计可施的时候，焦虑就会迅速上升，直至使人崩溃甚至昏倒。恐惧使人丧命，早已有所耳闻。焦虑症，又称焦虑性神经症，是神经疾病中最常见的一种，以焦虑情绪体验为主要特征。可分为慢性焦虑（广泛性焦虑）和急性焦虑发作（惊恐障碍）两种形式。主要表现为：无明确客观对象的紧张担心，坐立不安，还有自主神经症状如心悸、手抖、出汗、尿频等。

注意区分正常的焦虑情绪与焦虑症，如焦虑严重程度与客观事实或处境明显不符，或持续时间过长，则可能为病理性的焦虑。焦虑症的临床表现如下。

（一）典型的惊恐发作的临床症状

典型的惊恐发作的特点是自发出现、反复发生、难以预料的急性焦虑，有时伴有明显的濒死感。其临床症状如下。

1. 惊恐发作的精神症状。 首次发作常常是突然地自发地出现。典型的惊恐发作的精神体验如下：

一是濒临死亡感。常常表现为惊恐发作的特征症状。患者往往突然间产生胸闷感、胸部压迫感、窒息感，不能自主呼吸的恐惧紧张感，甚至感到死亡将至而呼喊，常常不由自主地奔向窗户，推开门窗，让空气进入胸腔。

二是失去控制感。有的表现为极度的精神紧张，有即将失去控制的焦虑或将变得疯狂的恐惧。

三是精神崩溃感。部分患者体验到好像无法控制的精神就要崩溃的大祸就要来临的恐惧。

以上无论哪种体验，有过这种发作的患者，都对再次发作有极度的恐惧和焦虑。

2. 惊恐发作的躯体症状。 惊恐发作的躯体症状，主要表现为交感神经过度兴奋的症状，临床表现如下：

一是循环系统：心跳加快、时而心悸、心慌出汗。

二是呼吸系统：胸部压迫感、气短，胸痛不适、喉部堵塞感。

三是消化系统：恶心呕吐、腹胀、腹泻、腹痛。

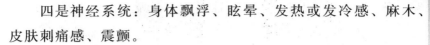

四是神经系统：身体飘浮、眩晕、发热或发冷感、麻木、皮肤刺痛感、震颤。

五是其他方面：如人格解体或现实解体的感觉等。

本病常常突然发作，10～30分钟症状迅速到高峰，持续时间短暂，然后突然终止。发作极少超过一小时。

（二）广泛性焦虑的临床症状

广泛性焦虑是以慢性的弥散性的对一些生活情景不现实的过度担心、紧张为特征。表现为持续性精神紧张，并伴有头晕、胸闷、心悸、呼吸困难、口干、尿频、尿急、出汗、震颤及运动性不安等，但并非由实际的威胁或危险所引起，其紧张程度与现实事件往往不相称。

临床表现主要有以下症状。

一是精神性焦虑症状。表现为对日常琐事的过度与持久的不安或担心。焦虑的痛苦在精神上体验为，或对一些指向未来的不确定的事件过度的担心害怕，或担心灾难、意外及不可控制的事件发生，如担心家人患病、小孩发生意外、工作出现失误等，又称之为预期性焦虑，内容变化不定。精神焦虑同时伴有睡眠的改变如失眠或多梦、注意力集中困难、工作效率下降、易激惹、烦躁不安等。

二是躯体性焦虑症状。躯体性焦虑或自主性焦虑主要表现为自主神经功能异常，患者手心出汗、恶心、心慌、心率加快、口干、咽部不适、异物感、腹泻、多汗等；泌尿生殖系统症状有尿频、尿急、勃起不能、性欲冷淡；神经系统症状有耳鸣、视物模糊、周身不适、刺痛感、头晕及"晕厥"感。

三是神经、肌肉及运动性不安症状。运动方面的症状表现为烦躁不安、肌肉震颤、身体发抖、坐立不安、无目的活动增多、易激惹、发怒、行为控制力减弱等。焦虑患者的外观可见到表情紧张、痛苦、双眉紧锁、姿势僵硬，可伴有震颤。皮肤苍白，多汗。小动作增多，不能静坐，往复徘徊。个别患者有口吃，或原有口吃加重。肌肉紧张症状表现头挤压性疼痛、以额枕为主，肩腰背疼痛、动作困难。睡眠障碍常以入睡困难为主，上床后忧虑重重，辗转反侧，无法入睡，可有噩梦，大汗，恐惧。次日起床后，头脑昏沉。

三、伴发强迫症的类型与自我筛查方法

强迫症是以强迫思维和强迫行为为主要临床表现的神经精神疾病，其特点为有意识的强迫和反强迫并存，一些毫无意义、甚至违背自己意愿的想法或冲动反复侵入患者的日常生活。患者虽体验到这些想法或冲动是来源于自身，极力抵抗，但始终无法控制，二者强烈的冲突使其感到巨大的焦虑和痛苦，影响学习工作、人际交往和生活起居。在部分精神分裂症、抑郁症等患者身上，都可以伴发强迫行为。

强迫症的症状，可归纳为强迫思维和强迫行为。强迫思维又可分为强迫观念、强迫情绪和强迫意向。内容多种多样，比如，反复怀疑门窗是否关紧，碰到脏东西担心会得病，太阳为什么从东边升起西边落下，站在阳台上就有往下跳的冲动等。强迫行为往往是为了减轻强迫思维产生的焦虑而不得不采取的

行动，患者明知是不合理的，但不得不做，比如患者有怀疑门窗是否关紧的想法，相应地就会去反复检查门窗确保安全；碰到脏东西怕得病的患者，就会反复洗手以保持干净。一些病程迁延的患者，由于经常重复某些动作，久而久之形成了某种程序，比如洗手时一定要从指尖开始洗，连续不断洗到手腕，如果顺序反了或中间被打断了就要重新开始，为此常耗费大量时间，痛苦不堪。

强迫症的发病与社会心理、个性、遗传及神经内分泌等因素有关，其中前两项是可以干预，防患于未然的。作为家长，应当为孩子构建一个稳定、安全、和谐的生活环境，生活、处事可以更具弹性，注重相互沟通，促其构建健全的人格。

强迫症自我筛查，主要方法如下。

一是你是否有愚蠢的、肮脏的或可怕的不必要的念头、想法或冲动？

二是你是否有过度怕脏、怕细菌或怕化学物质？

三是你是否总是担忧忘记某些重要的事情，如房门没锁、阀门没关而出事？

四是你是否担忧自己会做出或说出自己并不想做的攻击性行为或攻击性言语？

五是你是否总是担忧自己会丢失重要的东西？

六是你是否有什么事必须重复做，或者有什么想法必须反复想从而获得轻松？

七是你是否会过度洗澡或过度洗东西？

八是你是否做一件事必须重复检查多次才放心？

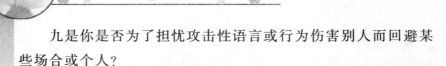

九是你是否为了担忧攻击性语言或行为伤害别人而回避某些场合或个人？

十是你是否保留了许多你认为不能扔掉的没用的东西？

如果上述症状中有一条或数条症状持续存在，并困扰了你的生活，使你感到痛苦，别孤军奋战，请尽快咨询专业医生，让医生帮助自己一同战胜强迫症。

四、如何区分焦虑症与抑郁症

焦虑症和抑郁症的区别，主要有以下几个方面。

1. 两者的临床表现不同。焦虑症常伴有头晕、胸闷、心悸、呼吸困难、口干、尿频、尿急、出汗、震颤和运动性不安等病症，其焦虑并非由实际威胁所引起，或其紧张惊恐程度与现实情况很不相称。而抑郁症多表现为入睡困难，有时可睡1～2小时，醒后再难入睡；也有的整夜不眠，坐卧不安，控制不住无明确对象或内容的恐惧，或提心吊胆的痛苦体验。有些患者表现为情绪低落为主要症状，沮丧、忧伤、自卑，对日常活动兴趣显著减退，甚至丧失。有些患者则多疑，总怀疑别人在说自己的坏话，很烦恼对健康不利，却不能自控。过分注意自己的身体（包括各种生理变化）。而有些患者则表现为强迫自己想某样东西或事情，无法控制自己。

2. 两者的发病诱因不同。焦虑症是一种无根据的惊慌和紧张，心理上体验为泛泛的无固定目标的担心惊恐，生理上伴有警觉增高的躯体症状。抑郁症是一种周期性发作的疾病，在任何年龄段均可出现，但以中年早期较为常见，并且在老年人中尤为普遍。忧郁症起因于脑部管制情绪的区域受扰乱。大部分人都能处理日常的情绪紧张，但是当此压力太大、超过其调整功能所应付的范畴，抑郁症可能由此而生。另外，抑郁症也与人的性格有密切联系，患此病的人性格特征一般为内向、孤僻，多愁善感和依赖性强等。

以下情况可能与抑郁情绪相关：如生活紧张、胃不舒服、头痛、营养不足、饮食不良、糖与单核白细胞增多症、甲状腺疾病、子宫内膜炎（与妇女忧郁症有关）、任何严重的身体伤害、过敏症等。有些人在冬天昼短夜长时，会变得比较抑郁。

3. 两者的病理特征不同。焦虑症是一种具有持久性焦虑、恐惧、紧张情绪和自主神经活动障碍的脑功能失调，常伴有运动性不安和躯体不适感。多发于青壮年期，男女发病率无明显差异。而抑郁症是神经官能症的一个症状，它是由用脑过度、精神紧张、体力劳累所引起的一种机体功能失调所引起的疾病。它包含了失眠症、焦虑症、疑病症、恐惧症、强迫症、神经衰弱、神经性呕吐等病理特征。

4. 两者的表现及负面影响不同。焦虑症患者的焦虑情绪是以持续性或发作性出现的，往往使患者莫名其妙的恐惧、害怕、紧张和不安，有一种期待性的危险感，感到某种灾难降临，甚至有一种"濒死感"。患者担心自己会失去控制，可能突然昏倒或"发疯"。70%的患者伴有抑郁症状，对目前与未来生活缺乏信心和乐趣。有时情绪激动，失去平衡，经常无故发怒，与家人争吵，对什么事情都看不惯，不满意。焦虑症有认知方面的障碍，对周围环境不能清晰地感知和认识，思维变得简单和模糊，整天专注于自己的健康状态，担心疾病再度发作。患者还会出现躯体不适症状，如心悸、心慌、胸闷、气短、心前区不适或疼痛，心跳和呼吸次数加快，全身疲乏感，生活和工作能力下降等，如此症状反过来又加重患者的担忧和焦虑。还有失眠、早醒、梦魇等睡眠障碍，而且颇为严重和顽固。部分患者还会出现精神运动性不安（简称精神性不安）、坐立不安、心神不定、搓手顿足、踱来走去、小动作增多、注意力无法集中、自己也不知道为什么如此惶恐不安。

抑郁症患者常伴焦虑表现，反过来焦虑症患者大多数内心有明显抑郁。因此，可将二者合并，通称"焦虑—抑郁综合征"。治疗抑郁症的药物对焦虑症也有效，反之亦然。只有二者症状都有明显改善，治愈才有希望。不过，若要着手防治，尽可能分清什么是原发的，什么是继发的。焦虑症应以治疗焦虑表现为主，抑郁症应围绕抑郁症状治疗。

第六节　失眠、居丧与抑郁症

一、失眠与抑郁症

失眠与抑郁有着千丝万缕的联系。

在《中国成人失眠诊断与治疗指南》（以下简称《指南》）里，失眠是指患者对睡眠时间和（或）质量不满足并影响日间社会功能的一种主观体验。通俗地讲，失眠就是睡得不够，睡得不香，甚至有许多不舒服的感觉。

该《指南》制定了中国成年人失眠的诊断标准：一是失眠表现。入睡困难，入睡时间超过 30 分钟。二是睡眠质量。睡眠质量下降，睡眠维持障碍，整夜觉醒次数≥2 次、早醒。三是总睡眠时间。总睡眠时间减少，通常少于 6 小时。

在上述症状基础上，同时伴有日间功能障碍。与睡眠相关的日间功能损害：一是疲劳或全身不适；二是注意力、注意维持能力或记忆力减退；三是学习、工作和（或）社交能力下降；四是情绪波动或易激惹；五是日间思睡；六是兴趣、精力减退；七是工作或驾驶过程中错误倾向增加；八是紧张、头痛、头晕，或与睡眠缺失有关的其他躯体症状；九是对睡眠过度关注。

失眠，根据病程分为：①急性失眠，病程≤1 个月；②亚急性失眠，病程≥1 个月或<6 个月；③慢性失眠，病程≥6 个月。临床上亦有以 1 周、1 周至 1 个月、1 个月以上来界定的。

那么，失眠与抑郁是一个什么样的关系呢？

一是失眠与抑郁互为因果关系。在抑郁症中有 61.2％的女性、68.6％的男性存在失眠。失眠是大部分抑郁症患者主动就诊的原因之一。曾有国外数据显示，长期失眠的人，10 年产生抑郁症的比例比没有失眠的人群高 2～40 倍。

二是失眠会衍变成抑郁症，抑郁症又常常伴有失眠。失眠有多种类型，如早醒、入睡困难、中间醒等。其中抑郁症性失眠是早醒，甚至是凌晨三四点就醒了，而且并不是从熟睡中醒来，是明明没睡好却早早醒来。醒来时，患者通常都会觉得心情不舒畅。由于心情沉重，焦虑不安，无法再次入睡，反而躺

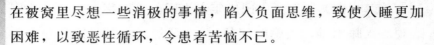

在被窝里尽想一些消极的事情，陷入负面思维，致使入睡更加困难，以致恶性循环，令患者苦恼不已。

抑郁症还有以下症状：情绪低落、兴趣减少、性欲减退、精力不足、过度疲乏。抑郁症并有心理学伴随症状：焦虑、自责、自知力不完整；自杀、精神运动性症状。

对于以失眠为突出临床表现的抑郁症患者来说，如果仅仅治疗失眠，而不注意调节情绪，往往不会有满意的疗效。通常，服用抗抑郁药后，在情绪改善的同时，睡眠也开始有所改善。

二、正常的居丧反应与抑郁症

正常居丧是指由于人们对亲属死亡这一应激生活事件的反应而导致的抑郁、悲伤或悲痛状态，又称之为悲哀反应。居丧或悲哀反应不属于情感性障碍，不是原发性抑郁症所致，而属于适应障碍。对此，一般不诊断为抑郁症，主要原因如下。

一是居丧时表现抑郁状态相对较轻。情绪低沉抑郁、悲伤、焦虑。对亲人的丧亡在心理上感到难以接受或感到内疚、自责。对日常生活、学习、工作、社交有一定影响，但一般生活能自理，工作基本上能完成，大部分社交活动还能够进行。

二是抑郁状态持续时间相对较短。由于个体气质的不同，抑郁状态时间可长可短。持续在一个月以内，可视为短暂抑郁反应。持续超过六个月但不超过两年者，可视为长期抑郁反应。

三是因情境变化而变化。居丧者的抑郁心境由其亲人死亡所造成，其言行情绪均围绕这一事件，其抑郁心境因情境的变化而变化。在想起孤身独处或目睹死者遗物或别人提到死者时

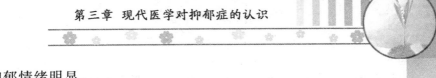

抑郁情绪明显。

　　痛失亲人是人生最大的悲哀之一。早期干预能帮助居丧者顺利度过悲哀过程，使其正视痛苦，找到新的生活目标。居丧之初为"休克期"，居丧者多处于麻木状态，此时治疗者应与居丧者建立支持关系。居丧者在经受了难以承受的打击之后，往往无力主动与人接触，因此必须动员他的亲朋提供具体实用的帮助。居丧者在此特定状况下，往往难以对关心和安慰做出适当的反应或表示感激。照顾者持之以恒，将会使居丧者大为受益。若能陪伴在其身旁，轻轻握住他的手，或保持其他的身体接触，不仅能使居丧者感受到他并非独自面对不幸，还可以帮助他保持与现实世界的关系，不致完全关注故去的亲人。

　　在居丧的几周或几个月之后，这种接触和支持将再度成为帮助居丧者的重要手段，因为往往要到那个时候，失去亲人的现实影响和真正意义才显现出来，对居丧者来说这又是一次重大打击。必须看到，失去亲人仅是居丧者应激的一个部分，他将面临的还有料理后事、通知亲友、处理遗物等，这些都会触发进一步的情感反应。因此，虽然鼓励情感表达在治疗过程中是一个重要部分，但不宜过早，以免使居丧者完全崩溃，无力去应付各种事务，并因此使居丧者在整个居丧期为自己贴上一个无能的灰色标签。有时，需安排亲友暂时接替居丧者的日常事务，如代为照看孩子、料理家务。必要时还需提醒居丧者的饮食起居，保证他们得到充分的休息，帮助他们区分出事情的轻重缓急等。

　　绝大多数的居丧者是不会发展成抑郁症的。居丧者的主动自我调适，亲友适度的关爱，有助于居丧者早日摆脱不良情绪，适应环境的变化，投入正常的生活。

第七节　特殊职业与抑郁症

请看以下案例。

刘主任是一家三甲医院泌尿外科主任，学术权威，主攻性功能障碍，男性不育，泌尿系统损伤、肿瘤。他是一位为人正直、医术高超的好医生。他成功地完成了一台又一台手术，救治了一位又一位患者，撰写了一篇又一篇高质量的学术论文，而他自己却被膀胱癌晚期打败了。反复的病痛折磨着他，而他本人就是这方面的权威，他详细地知道疾病的每一处细节，每一种可能的结局，作为医生他更知道生命的尊严和意义！精神上的打击令他情绪跌入低谷不能自拔，最终他在家中上吊自杀。据知情人士透露，他的工作压力太大是其中的重要原因。据说他患这个病已经有一段时间了，但为了患者的安康，他不得不每天坚持工作，大量的手术把他的时间和生命耗尽了！在严重抑郁情绪的折磨下，他最终选择了自杀。

根据 2013 年对澳大利亚 14 000 名医生和医学生的问卷调查，医生患抑郁症的比例是普通人群的四倍，在之前的一年当中，有 1% 的医生和医学生产生过自杀的念头。

2007年，一项来自丹麦的有关55种职业与自杀的调查结果显示，医生行业和护士行业的自杀相对危险度分别位于第一位（占2.73%）和第三位（占2.04%），明显高于小学教师等职业。

医护人员是心理问题的高发人群。从进入医学院开始，医学生的课业负担就远远比大多数高等院校沉重。工作以后，医生将面临比其他岗位更多的培训、考核。医生本来就是一个高风险的职业，医学具有未知性、复杂性、多变性。医生还要同时面临职称晋升、教学、科研的压力。作为医生，每天必须反复倾听患者对身体痛苦的描述，接受患者面对疾病、死亡的恐惧，理解患者对身边问题的焦虑、不安、愤怒等不良情绪，甚至稍有不慎即会对医院产生负面评价。有的患者亲属在患者病情恶化、手术失败或死亡时往往会出现精神崩溃、悲痛欲绝的现象，接着容易转化为愤怒，迁怒于医护人员或医院，甚至出现一些过激行为。医生也有家庭，需要生儿育女、孝敬老人，也要面对生老病死。另外，许多医院内部管理机制僵化，对医生缺乏鼓励与保护措施，也加重了医生的心理危机。医生心理问题往往导致工作效率下降和不良行为的出现，为医疗纠纷的发生埋下隐患。

相比之下，女医生更易患抑郁症，这是因为女性不仅承担职业责任，还须承担更多家庭责任，加上经期、怀孕、生育、哺乳等特殊性，因而会感受压力与负面情绪增多，继而产生心理问题。医生同样需要社会的理解和关爱！

医生要增强自我保健意识，拥有健康的身心、高尚的医德

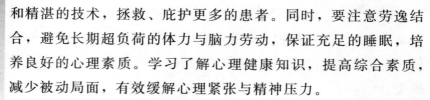

和精湛的技术，拯救、庇护更多的患者。同时，要注意劳逸结合，避免长期超负荷的体力与脑力劳动，保证充足的睡眠，培养良好的心理素质。学习了解心理健康知识，提高综合素质，减少被动局面，有效缓解心理紧张与精神压力。

医生应掌握与患者交流、沟通的技巧，以增加患者及其家属的理解和信任度；工作中与同事形成团结和谐的工作氛围，亦有助于调节自己的情绪。

抑郁症是一个复杂的疾病，其病因与遗传因素、生物化学因素、心理因素和社会环境因素，以及性格基础均有密切关系。

目前，随着科学技术和医疗手段的不断发展进步，在临床上，抑郁症的诊断率、识别率和治愈率将随之提高！

第四章　向抑郁宣战

抑郁症的治疗，包括药物治疗、心理治疗、物理治疗和中医治疗与中西医结合治疗等，可以使患者获得更多、更有效的帮助。

第一节　中西医结合治疗抑郁症

抑郁症的治疗目标是：提高临床治愈率，最大限度地减少病残率和自杀率，关键在于彻底消除临床症状；提高生存质量，恢复社会功能；加强监控，预防复发。

抑郁症的治疗原则如下：一是个体化治疗；二是剂量逐步递增，尽可能采用最小有效量，使不良反应减至最少，以提高服药依从性；三是足量足疗程治疗；四是尽可能单一用药，如疗效不佳可考虑转换治疗、增效治疗或联合治疗，但需要注意的是药物相互作用；五是治疗前知情告知；六是治疗期间密切观察病情变化和不良反应并及时处理；七是可联合心理治疗增加疗效；八是积极治疗与抑郁共病的其他躯体疾病、物质依赖、焦虑障碍等。

一、药物治疗

抗抑郁药（antidepressive drugs）是指一组主要用来治疗以情绪抑郁为突出症状的精神疾病的精神药物。与兴奋药不同之处是只能使抑郁症患者的抑郁症状消除，而不能使正常人的情绪提高。抗抑郁药于20世纪50年代问世，在此前抑郁性疾病并无合适的药物治疗手段，常使用电休克治疗。以后，抗抑郁药已成为抑郁症患者的首选治疗手段，很大程度上取代了休克治疗，使需做休克治疗的患者数目大大减少。

抗抑郁药是众多精神药物的一个大类，主要用于治疗抑郁症和各种抑郁状态。常见的第一代抗抑郁药物有两种，即单胺氧化酶抑制剂（MAOI）和三环类抗抑郁药（TCA）。

虽然新药发展很快并不断投入市场，如万拉法新、萘法唑酮等，但目前仍以选择性五羟色胺（5-HT）再摄取抑制剂为主，临床应用这类药物也是最多最广。而某些抗精神病药如舒必利、抗焦虑药阿普唑仑、劳拉西泮（罗拉）、丁螺环酮和中枢兴奋药哌甲酯的抗抑郁作用尚存在争议。

（1）三环类抗抑郁药（tricyclic antidepressants，TCA）：常用药物有丙咪嗪（imipramine）、阿米替林（amitriptyline）、多塞平（doxepine），氯丙咪嗪（chlorimipramine）等。主要适用于内因性抑郁症及其他疾病中出现的抑郁症状。还可用于治疗焦虑症及惊恐发作。严重心、肝、肾病患者和青光眼患者禁用，老年、孕妇、前列腺肥大及癫痫患者慎用。

TCA 的不良反应，以外周性抗胆碱能不良反应为常见，如口干、便秘、视物模糊、排尿困难和体位性低血压，老年患者中可导致尿潴留，肠麻痹等。对血压的影响和对心脏的毒性较大，可引起心肌损害，应密切观察心律及心电图变化。还有诱发躁狂、双手细震颤及抗胆碱能性谵妄状态等不良反应。

（2）单胺氧化酶抑制剂（monoamine oxidase inhibitor，MAOI）是最早出现的抗抑郁药，主要通过抑制单胺氧化酶（MAO），减少中枢神经系统内单胺类递质的破坏，增加突触间隙内的浓度，起到提高情绪的作用。由于 MAOI 的不良反应较多，抗抑郁效果不及 TCA，近 20 年来已逐渐被 TCA 取代。

常用药物有苯乙肼（肼类）、超苯环丙胺等。治疗期间应注意观察其抗胆碱能不良反应和对肝脏的损害，有心血管、肝、肾病患者忌用。服药期内不宜吃含酪胺较高的食物（如乳酪、鸡肝、啤酒等），否则易产生高血压危象。MAOI 和许多药物或食物产生交互作用应引起医务人员警惕和提醒患者注意。

一般不与 TCA 合用，如需改用 TCA 时，应先停用 MAOI 两周后，再开始服用 TCA。

（3）四环类抗抑郁药（tetracyclica）代表药物是马普替林（maprotiline），疗效与 TCA 相似，但具有奏效快、不良反应少、抗抑郁作用谱广等优点。因其对心脏毒性较小，患者对该药的耐受性较好，更适用于老年或已有心血管疾病的抑郁症患者。

主要不良反应：使人困倦、口干、视物模糊、便秘、心跳加快、排尿困难和体位性低血压，这类不良反应一般不影响治疗，在治疗过程中可逐渐适应；严重的心血管不良反应、尿潴

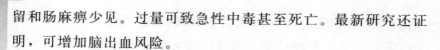

留和肠麻痹少见。过量可致急性中毒甚至死亡。最新研究还证明，可增加脑出血风险。

有人认为服抗抑郁药会增加自杀风险，也有人说，不服抗抑郁药自杀率更高。目前研究表明，仅限于部分五羟色胺再摄取抑制剂（SSRI）药物。实际上，诱发自杀念头的不良反应只在少数患者中会发生，绝大多数患者吃了药之后不会产生自杀念头。大多数的自杀倾向和行为，来自疾病本身！而且 SSRI相关的自杀念头在青少年中比较明显，但在成年人中的比例近似安慰剂，可能无此不良反应。

抗抑郁药与自杀之间的关系，存在以下几种可能。

（1）有些抑郁症患者自杀倾向非常明显，治疗前已出现过自杀行为，不论接受何种治疗，不论是否服用抗抑郁药，患者都会出现自杀行为。这种情况下发生的自杀行为与抗抑郁药显然没有太大的联系。

（2）抗抑郁药一般从开始使用到起效需要两周左右的时间，在这两周的时间内，患者的病情可能仍在发展，服药前虽然没有自杀行为，但由于病情发展而出现了自杀行为，这难免给人造成抗抑郁药会导致自杀的假象，但实际上这种情况下的自杀与抗抑郁药也没有太大的关系。

（3）部分抗抑郁药在治疗初期由于其"激活"作用而导致患者出现焦虑症状，而此时患者的症状还没有改善，药物的这种"激活"作用在某种程度上会"恶化"病情，增加自杀的风险。因为除抑郁情绪外，强烈的焦虑情绪也是导致自杀的一个重要原因。

（4）由于抗抑郁药，首先消除的是患者的抑制症状，最后才改善患者的抑郁情绪，在抑郁情绪没有消除，原有的自杀意念仍然存在，而抑制症状已完全解除时，患者此时更容易实施自杀行为。

（5）自杀的原因很多，除情绪障碍外，其他因素如应激性生活事件也可以引起自杀，如果患者在服药期间由于其他原因出现自杀行为，表面上自杀与疾病或用药有关，但实际上不存在联系。在抑郁症患者初次用药，初次加量时，特别是面对青少年抑郁症患者，医生要做好自杀风险评估，加强监测，并取得患者家属的理解与支持，家属的配合在防止患者自杀行为中起重要作用。

必须注意的是，抑郁症属于精神专科疾病，任何关于药品使用的建议都不能替代医嘱，请患者到正规医院就诊，以免延误治疗。

二、心理治疗

心理治疗不是一种简单的"思想工作"，而是一种专业性很强的助人活动。首先，实施这种帮助的是受过专门训练、精通人格形成与发展理论及行为改变理论和技能的治疗师。其次，这种帮助是在专业架构下进行的。这种专业活动为法律法规所认可，活动场所与程序有一定之规，并受行业规范监管等。再者，受助者及其受助方面是受限的，其受限的性质是"心理性"，即来访者因为某些方面的心理功能受损，并导致其生活、学业或事业方面适应困难；治疗的重点是协助来访者，做出心理行为的改变，恢复或重建其受损的心理功能。

对抑郁症患者进行心理治疗的原则是：先弄清楚患者发病的原因、经过和性格特征，然后再选择恰当的心理治疗方法。

通常心理治疗方法，主要有以下三种形式。

一是个别心理治疗。这是治疗师与来访者以个别谈话形式进行的心理治疗。治疗师与来访者交谈的目的在于了解疾病发生的过程与特点，帮助来访者掌握自己疾病的情况，对疾病有正确的认识，消除紧张不安的情绪，接受治疗师提出的治疗措施，并与治疗人员合作，与疾病作斗争。个别心理治疗是一种普遍应用的心理治疗方式。

二是集体心理治疗。这是治疗师把有同类问题的来访者组织起来进行心理治疗。一般把来访者分成几个小组，每个小组由几个或十几个来访者组成，并选出组长。集体心理治疗的主要方法是讲课、活动与讨论。治疗师根据患者中普遍存在的心理因素及观点，深入浅出地对来访者讲解有关的症状表现、病因、治疗和预后等。使来访者了解问题的发生和发展的规律，消除顾虑，建立信心。或组织他们开展活动，并分组讨论。来访者联系自身实际情况进行活动，讨论时要力求生动活泼，鼓舞来访者进行分析和自我分析。治疗师还可邀请治疗效果较好的来访者作治疗的经验介绍，通过现身说法，起到示范作用。

个别心理治疗与集体心理治疗还可以结合起来。集体心理治疗着重同类来访者的共同问题，个别心理治疗侧重解决患者的具体问题。

三是家庭心理治疗。治疗师根据来访者与家庭成员之间的关系，采取家庭会谈的方式，建立良好的家庭心理气氛与家庭成员之间的心理相容，家庭成员共同努力使来访者适应家庭生活。在家庭心理治疗时，必要的家庭成员都要参加。

多年来，为保护医患关系的隐秘性，许多治疗者和患者一直反对将患者的家人纳入治疗之中。我国家庭问题研究发现，家庭环境与儿童的学习障碍、自我意识、问题行为及个性之间相关，而父母的教养方式对子女的学业成就有影响。通过对儿童的行为问题进行观察，如攻击反抗、违纪越轨、焦虑抑郁、孤独退缩及各种身体不适等，可以预测青少年期与成人期的种种问题。不良的家庭社会心理因素，会增加患神经症的危险性。父母不良的养育方式，如拒绝、偏爱及过度保护，易使子女患神经症。国外研究表明，家庭治疗针对各种精神疾病患者均有较好的疗效，有助于协助家庭适应其发展历程中的各种困难，恢复正常的家庭结构，提高精神疾患者的生活质量。

专家认为，家庭治疗较多地用于青少年的学习问题、交友问题和神经症性的问题等，进食障碍和心身疾病，青年夫妻冲突等。当家庭成员间有冲突，经过其他治疗（个体治疗）无效的，或在个别治疗中不能处理的个人冲突，或个别治疗起了阻碍作用，可以寻求家庭治疗；症状虽表现在某人身上，但反映的却是家庭系统有问题，比如过于忽视或过分焦虑患病成员的治疗、家庭成员要求参与某个患者的治疗、家庭中某人与他人交往有问题的时候，有必要考虑家庭治疗；在重度精神病发作期、偏执性人格障碍、性虐待等疾病患者中，先不考虑首选家庭治疗。如果有其他精神病理问题，如心境障碍、精神分裂症等，家庭治疗可作为辅助手段。

三、物理治疗

有严重消极自杀企图的患者及使用抗抑郁药治疗无效的患者，可采用改良电痉挛治疗（MECT）。用一定量的电流通过脑部，激起中枢神经系统放电，全身性肌肉有节奏地痉挛。此法在专业医师的操作下，它能使郁闷表现和郁闷心情尽快得到改善。一般电痉挛治疗进行完之后，常常还要接连进行心理疗法和药物治疗。

近年来，又出现了一种新的物理治疗手段——重复经颅磁刺激（RTMS）治疗，主要适用于轻中度的抑郁发作。RTMS是通过线圈产生高磁通量磁场无衰减地穿过颅骨，对神经结构产生刺激作用，不仅可改善多种临床症状如睡眠障碍、焦虑障碍、抑郁症等，还可提高患者的记忆力、认知功能。一般维持四周的RTMS治疗效果更好，10~15天为一个疗程。

四、中医治疗

抑郁症，中医称之为郁证。郁证是由情志不舒、气机郁滞所致，以心情抑郁、情绪不宁、胸部满闷、胸胁胀痛，或易怒易哭，或咽中如有异物梗塞等为主要临床表现的一类病证。而中医的郁证，相当于西医学的神经衰弱、癔症、抑郁症、焦虑症等，也见于更年期综合征及反应性精神病。

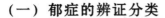

（一）郁症的辨证分类

中医学认为，郁证的基本病机为：气机郁滞导致肝失疏泄，脾失健运，心失所养，脏腑阴阳气血失调。病位主要在肝，但可涉及心、脾、肾。病理性质初起属实，日久属虚或见虚实夹杂。郁证初起，病变以气滞为主，常兼血瘀、化火、痰结、食滞等，多属实证。病久则易由实转虚，随其影响的脏腑及损耗气血阴阳的不同，而形成心、脾、肝、肾亏虚的不同病变。

郁症的辨证分型主要有下几个方面。

1．肝气郁结证。证候：精神抑郁，情绪不宁，胸部满闷，胸胁胀痛，痛无定处，脘闷嗳气，不思饮食，大便不调，苔薄腻，脉弦。治法：疏肝解郁，理气畅中。方药：柴胡疏肝散加减。

2．气郁化火证。证候：性情急躁易怒，胸胁胀满，口苦而干，或头痛，目赤，耳鸣，或嘈杂吞酸，大便秘结，舌质红，苔黄，脉弦数。治法：疏肝解郁，清肝泻火。方药：丹栀逍遥散加减。

3．痰气郁结证。证候：精神抑郁，胸部闷塞，胁肋胀满，咽中如有物梗塞，吞之不下，咯之不出，苔白腻，脉弦滑。治法：行气开郁，化痰散结。方药：半夏厚朴汤加减。

4．心神失养证。证候：精神恍惚，心神不宁，多疑易惊，悲忧善哭，喜怒无常，或时时欠伸，或手舞足蹈，骂詈（詈：lì，骂）喊叫，舌质淡，脉弦。治法：甘润缓急，养心安神。方药：甘麦大枣汤加减。

5．心脾两虚证。证候：多思善疑，头晕神疲，心悸胆怯，

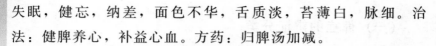

失眠，健忘，纳差，面色不华，舌质淡，苔薄白，脉细。治法：健脾养心，补益心血。方药：归脾汤加减。

6. 心肾阴虚证。证候：情绪不宁，心悸，健忘，失眠，多梦，五心烦热，盗汗，口咽干燥，舌红少津，脉细数。治法：滋养心肾。方药：天王补心丹合六味地黄丸加减。

除了药物治疗外，精神治疗对郁证有极为重要的作用。解除致病原因，使患者正确认识和对待自己的疾病，增强治愈疾病的信心，可以促进郁证好转、痊愈。

在抑郁发作时，可根据具体病情选用适当的穴位进行针刺治疗。常选穴位：首先是五脏俞（即心俞、肺俞、脾俞、肝俞、肾俞）及膈俞。选择这组穴位的理由是，抑郁症波及的脏腑是心、肝、脾、肺、肾，并由于抑郁症多是情志不畅导致的气血瘀阻，从而伴有瘀的证候。其次是神庭、百会、安眠、神门、内关、后溪、三阴交，如果患者的情绪不稳或低沉郁闷，可加合谷、太冲穴。

临床上有关于火针治疗抑郁症的报道。火针，是用火烧红的针尖迅速刺入穴内，以治疗疾病的一种方法。《灵枢·官针》中记载有："淬刺者，刺燔针则取痹也。"《伤寒论》《千金翼方》《针灸大成》中，都有关于火针的论述。本法具有温经散寒，通经活络作用，因此在临床可用于对虚寒痛肿等病症的治疗。抑郁症的火针治疗以调神醒脑为原则，用细火针操作，选调神四穴、神庭、百会、四神聪及脑各区在头皮的投影。在额叶、顶叶、颞叶、枕叶区点刺，以达到强刺激的效果。廉泉、颏下毫针直刺。

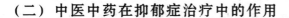

（二）中医中药在抑郁症治疗中的作用

中医中药在抑郁症治疗中所起的作用，主要有以下几个方面。

一是调理脏腑的平衡。中医治疗失眠抑郁症的重点在于调理恢复脏腑气血的内在平衡，祛除导致失眠抑郁症产生的瘀血、痰湿等病理产物和这些病理产物产生的脏腑气血功能失衡的病理基础。

二是不良反应较小。根据症状的不同，选择针对个体化的中药，且所有的治疗都为绿色疗法，不良反应小，无依赖性。

三是改善西药不良反应。中药在中、重度抑郁症治疗中起辅助治疗作用，同时改善抗抑郁药的一些不良反应。中、重度抑郁症，应同时服用抗抑郁西药，有效改善不良情绪。

四是加强心理治疗的作用。中医药在抑郁症的治疗中，通过临床疗效观察与实验室研究，已经证实部分中药可以提高 5-HT、脑源性神经营养因子（BDNF）水平，改善单胺递质的失衡，促进大脑神经元再生，改善机体的免疫功能等。从而改善抑郁症状，增强患者治愈的信心，也起到加强心理治疗的作用。

我们应该认识到，抑郁症是复杂的，变化的，容易复发的，必须引起足够的重视。治疗上要及时，要专业，要多种方法结合，才能收到良好的疗效。

第二节　自我调节，远离抑郁

抑郁症的自我心理调节，是必不可少的重要环节。不仅是抑郁症患者，而且每一个人都应该在生活中学会放松身心，不断适应变化的环境，并根据自己的能力、兴趣、爱好，进行自我调节。除了要克服个性的弱点外，还需要保持良好的人际关系和交流环境。良好的人际关系和家庭环境，有助于恢复自尊和自我价值，能很快地摆脱消极情绪的困扰。在良好的情绪中，积极主动地锻炼，以舒筋活血、疏肝理气、调节情志，使疾病逐渐痊愈。

一、直面困难，走向成功

（一）李时珍尝百草，写出《本草纲目》

李时珍（1518—1593 年），字东璧，晚年自号濒湖山人，湖北蕲春县蕲州镇东长街之瓦屑坝（今博士街）人，明代著名医药学家。他所著的《本草纲目》集我国 16 世纪之前药学成就之大成，被翻译成多国文字。

李时珍出身医生世家，祖父和父亲都是医生。父亲不仅有丰富的临床经验，而且在医学理论上也有相当的修养。他受祖父与父亲的影响，从小热爱医学，曾三次赴武昌应试而不中，故决心弃儒学医，钻研医学，医名日盛。

李时珍曾在太医院工作。这期间，他经常出入于太医院的药房及御药库，认真仔细地比较、鉴别各地的药材，搜集了大量资料，饱览了王府和皇家珍藏的丰富典籍，获得了大量本草相关信息，看到了许多平时难以见到的药物标本，开阔了眼界，丰富了知识。他这段经历，为日后编写《本草纲目》奠定

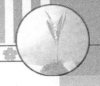

了基础。

多年的临床实践，使李时珍懂得做一个医生，不仅要懂医理，也要懂药理。宋代以来，我国药物学有很大发展，许多外来药物并未载入本草书。他认为有必要在以前本草书的基础上进行修改补充。为专心修改本草书，他借故辞去太医一职。

要修改本草书，只有深入实践，才能有所发现。李时珍为了对各种医书上的不同记载进行调查研究，为了搞清形态相似的苹、水萍和萍逢草，曾到家门口的雨湖，还到较远的马口湖、沿市湖、赤东湖进行采集，耐心观察比较，终于纠正了本草书上的长期混乱。

为了搞清白花蛇的形态，验证书本记载，李时珍来到蕲州城北的龙蜂山捕蛇（白花蛇为蕲州特产）。他跟随捕蛇人，学习抓捕白花蛇，仔细观察了白花蛇的形态，记录了捕蛇过程中的每一个细节，不仅补充了本草书，也为后来编写《白花蛇传》提供了重要材料。几年后，他又根据白花蛇的祛风特性，制成了专治半身不遂和中风的"白花蛇酒"。据现代药理分析，白花蛇的提取物，具有镇静镇痛、扩张血管和降压作用。

为了研究穿山甲的生活习性，李时珍跟随猎人进入深山老林，进行穿山甲解剖，发现该动物的胃里确实装满了未消化的蚂蚁，证明了陶弘景著《本草经集注》的记载是正确的。但李时珍发现穿山甲不是由鳞片诱蚁，而是"常吐舌诱蚁食之"，据此他修订了本草书上相关记载。同时他又在民间收集了穿山甲的药用价值，记载了一段"穿山甲、王不留，妇人食了乳长流"的顺口溜。

古书记载，吃曼陀罗花会使人手舞足蹈，严重的还会麻醉。李时珍为了寻找曼陀罗花，离开了家乡，来到北方。为了掌握曼陀罗花的性能，亲自尝试"乃验也"。并记下了"割疮灸火，宜先服此，则不觉苦也"。据现代药理分析，曼陀罗花含有东莨菪碱，对中枢神经有兴奋大脑和延髓作用，对末梢都有对抗或麻痹副交感神经作用。

李时珍曾到过铜矿、铅矿、石灰窑等地进行调查研究，对矿物药也做了调查工作。根据本草书的记载，铅是无毒的物质。他为了了解铅的性能，深入矿区，见到矿工们的艰苦工作条件，写道："铅生山穴石间，人挟油灯入至数里，随矿脉上下曲折砍取之。"通过对矿工们的健康调查，认识到铅是有毒物质，"性带阴毒，不可多服"。同时又掌握了铅中毒会引起中毒性肝炎而出现黄疸症状。"若连月不出，则皮肤萎黄，腹胀不能食，多致疾而死"。

李时珍是一位富有求实精神的医药学家。他几乎走遍了湖北、湖南、江西、安徽、江苏等地的名川大山，行程万里；他参阅了八百多部书籍，经过三次修改书稿，终于在 61 岁（1578 年）那年，编成了《本草纲目》。他效仿神农尝百草，克服困难，不畏艰辛，用将近三十年的心血，完成了这部被誉为中国之百科全书的具有世界性影响的药物学著作。

（二）屠呦呦历尽艰辛，青蒿素终被发现

诺贝尔医学奖获得者屠呦呦，是中国中医研究院终身研究员兼首席研究员、青蒿素研究开发中心主任、博士生导师、药

学家。她 1930 年生于浙江宁波，1951 年考入北京大学，在医学院药学系生药专业学习。1955 年，毕业于北京医学院（今北京大学医学部）。毕业后曾接受中医培训两年半，并一直在中国中医研究院（2005 年更名为中国中医科学院）工作。她多年从事中药和中西药结合研究，突出贡献是创制新型抗疟药青蒿素和双氢青蒿素。2015 年 10 月，屠呦呦获得诺贝尔生理学或医学奖，理由是她发现了青蒿素，这种药品可以有效降低疟疾患者的死亡率。她成为首获科学类诺贝尔奖的中国人。

屠呦呦发现青蒿素已经 40 年了，尽管一直没有得到应有的荣誉，但她始终默默无闻地工作，并致力于研究青蒿素。

从在中国已有两千多年沿用历史的中药青蒿中，发掘出青蒿素的历程是十分艰辛的。屠呦呦在卡罗琳医学院诺贝尔大厅用中文作题为《青蒿素的发现：中国传统医学对世界的礼物》的演讲。她在演讲中回顾了她和她的团队在艰苦的环境下，坚持四十年努力奋斗，从中医药中寻找抗疟新药的故事。

屠呦呦说："化学家路易·帕斯特说过，'机会垂青有准备的人'。古语说：'凡是过去，皆为序曲。'然而，序曲就是一种准备。当抗疟项目给我机遇的时候，西学中的序曲为我从事青蒿素研究提供了良好的准备。"

"信息收集、准确解析是研究发现成功的基础"。屠呦呦收集整理历代中医药典籍，走访名老中医并收集他们用于防治疟疾的方剂和中药，同时调阅了大量民间方药。在汇集了包括植物、动物、矿物等 2 000 余种内服、外用方药的基础上，编写了以 640 种中药为主的《疟疾单验方集》。马王堆三号汉墓的帛书《五十二病方》，以及《神农本草经》《肘后备急方》《补遗雷公炮制便览》《本草纲目》等典籍，都是她学习整理的宝贵资料。正是这些信息的收集与解析，铸就了青蒿素发现的基础，也是中药新药研究有别于一般植物药研发的地方。当年她面临研究困境时，又重新温习中医古籍，进一步思考东晋葛洪有关青蒿截疟的记载，从而改进了青蒿素的提取方法。

屠呦呦和她的中药研究所团队，从 1969 年开始抗疟中药研究。经过大量的反复筛选工作后，1971 年起工作重点集中于中药青蒿。又经过多次失败后，1971 年 9 月，重新设计了提取方法，经过反复动物实验，认定青蒿乙醚中性提取物抗疟药效的突破，是发现青蒿素的关键。

从 1972 年开始，屠呦呦领导团队开展了青蒿乙醚中性提取物的临床研究，取得成效。从该部位中成功分离得到抗疟有效单体化合物的结晶，后命名为"青蒿素"，并对青蒿素的化学结构进行探索。

1973 年起，多家研究机构对青蒿素的结构及功能等研究进一步展开。直至 1986 年，青蒿素才获得国家卫生部新药证书。于 1992 年再次获得双氢青蒿素新药证书。该药临床药效高于青蒿素 10 倍，进一步体现了青蒿素类药物"高效、速效、低毒"的特点。

1981 年，屠呦呦在世界卫生组织、世界银行、联合国计划开发署在北京联合召开疟疾化疗科学工作组第四次会议上，作了关于"青蒿素的化学研究"的报告。有关青蒿素及其临床应用的一系列报告，在会上引发热烈反响。20 世纪 80 年代，数

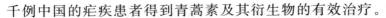

千例中国的疟疾患者得到青蒿素及其衍生物的有效治疗。

2011 年 9 月，因为发现青蒿素是一种用于治疗疟疾的药物，挽救了全球特别是发展中国家的数百万人的生命，屠呦呦获得拉斯克奖和葛兰素史克中国研发中心"生命科学杰出成就奖"。

目标明确、坚持信念是成功的前提！20 世纪 70 年代中国的科研条件比较差，为供应足够的青蒿有效部位用于临床，屠呦呦和她的团队曾用水缸作为提取容器。由于缺乏通风设备，又要接触大量有机溶剂，导致一些科研人员的身体健康受到了影响。为了尽快上临床，在动物安全性评价的基础上，屠呦呦和科研团队成员自身服用有效部位提取物，以确保临床患者的安全。当青蒿素片剂临床试用效果不理想时，经过努力坚持，深入探究原因，最终查明是崩解度的问题。改用青蒿素单体胶囊，从而证实了青蒿素的抗疟疗效。

当年还是年轻人的屠呦呦，克服了一个又一个困难，她没有从一次次的失败中消沉抑郁，面对困境，她坚持不懈，努力拼搏，终于不辱使命，成为一名当之无愧的成功者！国际天文学联合会（IAU）小行星中心于 2016 年 1 月将第 31230 号小行星命名为屠呦呦（Tuyouyou）星！

（三）覃迅云走出瑶山，将瑶医发扬光大

瑶族是一个古老的民族。几千年来，瑶族人民都生活在山林之中。瑶族没有本民族的文字，瑶医瑶药只能以师传徒、父传子、母传女的口传方式代代相传。

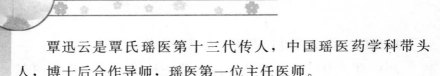

覃迅云是覃氏瑶医第十三代传人，中国瑶医药学科带头人，博士后合作导师，瑶医第一位主任医师。

1985年，覃迅云的父亲覃氏瑶医第十二代传人覃德坤与覃迅云北上大庆，共同创办了我国北方第一个瑶医诊所，使瑶医从大瑶山走向全国。

那一年，26岁的覃迅云与父母带着八个麻袋的瑶药，坐了五天五夜的火车，来到大庆。不料，力邀他们去大庆开诊所的工程师遭遇车祸，不幸身亡。一家三口在大庆举目无亲，只好先入住小旅馆。当时他们人生地不熟，资金又有限，经过一番毫无头绪的奔波后，初次申请开办诊所以失败告终。

很快，他们身上的盘缠所剩无几，连回广西的路费都不够。覃迅云在情急之下想出了卖掉瑶药、筹集路费的办法。他们从旅馆借来一张床和塑料布，开始在大庆火车站摆摊卖药。父子俩用瑶医特有的目诊和脉诊治病，用瑶药治好了一些人的病症，来看病和看热闹的人越来越多。

可是没过多久，工商局的人来广场巡查，把他们当作卖假药的，没收了他们的瑶药。唯一的生路被阻断了，一家三口剩下不到五元钱。父亲覃德坤急火攻心，发起了高烧，一直昏睡不醒。覃迅云立即自配瑶药，在旅馆给父亲熬药。

身陷困境的一家人，在走头无路时遇到了贵人。旅店的高老板十分同情他们的遭遇，不但免去了他们吃住的费用，还帮他们去工商局说明情况，要回了没收的瑶药。覃迅云抓住机会，现场给工商局的同志目诊、摸脉、配药，展示绝活儿。

看到覃迅云把瑶药拿回来了，父亲的病好了一大半。但他们还不得不面对生计问题。颇具经营头脑的覃迅云想到了摆夜摊卖药的办法,在百货大楼前看病卖药。凭着他高超的医术,他准确地说出了一位老太太的所有病症,卖药 2.5 元,收诊费 1 元。第一天晚上他看了三位患者,共收入 10.5 元。

第二天一早,那个老太太又带来 7 个邻居老姐妹请他看病开药。就这样,被他诊治好的患者不断带着新患者来就诊,看病的人越来越多。大庆火车站旁边的小旅馆来了两个广西神医的消息不胫而走,他们的瑶药很快就所剩无几了。

为了继续留在这里看病挣钱,覃迅云独自一人搭上南下的火车,回广西老家准备药材。十分能吃苦的覃迅云买了站票,坐了几天几夜的火车,终于到家了。为了节省成本,他一个人就带回 8 麻袋的瑶药。

如此多次往返,覃迅云吃了不少苦头,但他从未沮丧,一直保持乐观的态度。

在一位被治愈的患者帮助下,覃迅云终于拿到了大庆市第一个个体诊所的营业执照!当"为民中医诊所"的牌子挂起来的时候,覃迅云百感交集!在艰苦的磨难中他之所以没有悲观抑郁,绝望放弃,是因为他有一种不怕困难、坚持到底的精神,让其将瑶医带到了大山之外,让其最终取得了成功!

如今,瑶医在大庆、北京、石家庄、沈阳、上海、广州、武汉等地建立了瑶医集团分院,还创建了广西金秀县大瑶山瑶药有限公司、北京德坤瑶医药研究院等三家研究院、一家制药厂、一个博士后科研工作站、一家国际瑶医药管理有限公司、北京长寿谷(国际)健康投资公司等 16 家机构。

覃迅云主编了《高等学校医药专业教材系列》《中国瑶医学》《中国瑶药学》《实用瑶医学》等 300 余万字巨著，在国家、省级刊物发表论文 50 余篇。长期从事瑶医临床、科研工作，擅长治疗各种疑难杂症，专攻肿瘤、红斑狼疮、慢性肝病、皮肤顽疾等。

工作压力大就一定得抑郁症吗？不是，只要保持良好的心态，就会有快乐的人生。

（四）崔某抑郁后重生，为后人树立了榜样

崔某，是中国家喻户晓的主持人。他主持的节目，受到大家欢迎。

据崔某自述：他从高中时期开始失眠，他的姥姥、母亲及女儿均有不同程度的失眠。同时，他一直笼罩在一种极其低落的情绪中不能自拔，无从解脱。他曾在床上躺过七天七夜，不吃不喝，对任何事情都不感兴趣，自我评价过低。他急需医生的干预，因为他知道，这个时候身边的亲人全都束手无策，所有的思想工作只能让他越来越重。他自曝得了重度抑郁症时，每天都在想着自杀。

那时候的崔某，经常自己回到家里就把头往墙上撞，同时骂自己是没用的人！为了不影响家里人休息，他独自搬进书房，而老父亲也在书房里放了张单人床，眼见好端端的儿子已经快变成了"疯子"，老人家时常老泪纵横地安慰儿子！因为儿子每天晚上都无法正常入睡，老父亲也只好眼睁睁地陪着儿子，坚持到儿子白天上班后老父亲才睡一会儿，逐步年迈体弱

的父亲被折腾得疲惫憔悴！直到一天深夜，在书房陪伴儿子的老父亲没留神打个瞌睡后，睁开眼时见到儿子的床上空空如也，老父亲惊恐地转身看见儿子在窗台边，两眼疲惫无神地望着夜空，老人家下意识地冲过去紧紧抱住儿子，而崔某靠在老父亲颤抖的身上哽咽地对父亲说，这样活着太痛苦了，他很想跳下去彻底解脱！随即父子两人相拥流泪。

在随后的一年中，崔某在父母的陪伴下，全面系统地进行抗抑郁治疗，同时父母妻女用亲情坚定地支持着他！通过多元化的全面治疗，直到2006年，他的病症得到缓解康复！再次投入新生活的崔某说：感谢我的父母，感谢他们挽救了我，如果有来生，我还做他们的儿子！他说过："我的优点是热爱科学，包括医学科学。所以，我去医院看医生，我一五一十地说，配合医生进行心理治疗。"他认为，坚持心理治疗，对抑郁病情稳定和痊愈具有非常重要的作用，抑郁症患者要相信专业医生，只有配合医生治疗，才能更快更好地治愈抑郁症。

2006年，崔某恢复了工作。2009年之后，崔某既做主持人，又主演了《电影传奇》，策划纪录片《我的抗战》。2013年12月，崔某入职中国传媒大学任教。与此同时，他多次用自己的亲身经历帮助抑郁症患者积极就医，正确治疗，尽早摆脱抑郁困扰。

2011年9月，他和著名作家余华共同出现在一个心理治疗大会的论坛上。他此行是以一位抑郁症病愈者的身份，现身说法。他表示自己的抑郁症已经痊愈，而他之所以当初将自己的病情公之于众，是为了使中国抑郁症患者的境遇得到改善，如今他成功地做到了!

(五)杨某由抑郁症患者到"抗抑郁"形象大使

杨某,是中国创作歌手。凭借沙哑歌喉在歌坛上独树一帜,发表过《无所谓》《那一天》《牧马人》《空城》等脍炙人口的好音乐。他大约从2005年开始患上中度抑郁症。整整六年,他饱受抑郁状态的折磨,最严重时几乎天天靠进口药物来维持。那段时间里,他不能工作,不能唱歌,甚至不能出门面对他人,不得不从公众面前消失了整整两年。他说:"抑郁症真的很可怕,总让人感觉胸闷、气短、紧张、思维混乱,经常走神、失眠。"

杨某最初是一个人从老家来北京闯荡,至今已搬了50多次家,动荡感、危机感一直伴随着他的生活。他认为,艺人常常得承受巨大的心里落差,成名前的艰辛令人无法想象,又常在辉煌之后独自品尝孤独的滋味。因此,娱乐圈的人比普通人更容易得抑郁症。

经过一段时间的系统治疗,杨某凭着自己的毅力,最终走了出来。2010年1月,杨某在北京被世界卫生组织授予"抗抑郁"形象大使称号!

同样是名人,有人抑郁自杀,有人成功走出阴霾。尽管演员张国荣、歌手陈某、演员贾某、韩国演员李恩珠、好莱坞影星希斯·莱杰、罗宾·威廉姆斯等,都因抑郁而结束了自己的生命,但同时还有崔某、张某、小甜甜布兰妮、妮可·基德曼、"憨豆先生"等,经历了抑郁的痛苦折磨后,最终"克服

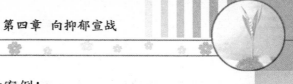

病症、走出阴霾"的成功案例！

二、自我调节，战胜抑郁

（一）不要累积负面情绪

生活中常见的负面情绪有生气、悲伤、恐惧、内疚、失望、焦虑、紧张、无奈、为难、厌烦、惭愧，等等。

人的情绪并不是一成不变的，而是在不断地调整过程中，上述负面情绪有时会充斥在情绪反应当中，这既是正常的，又有其存在的合理性。可以说，负面情绪很大程度上会帮助人们判断、思考、反应、学习、成长。所以，并不是所有负面情绪的出现都会影响心理健康，而当负面情绪不合理地出现、长期出现或成为一个人的主要情绪表现时，就应当引起关注，因为它此时已经影响了人的心理平衡。

负面情绪常常带有消极性。轻微的负面情绪，会让人身心不舒畅、不愉快，往往感到做事不顺利；严重的负面情绪，会产生过激行为，甚至对自己和他人造成伤害。

有些人会积攒一些负面情绪。如果在办公室里释放，在同事面前唉声叹气、眉头紧锁、做苦瓜脸，负面情绪极有可能传染给同事，使办公室的气氛变得压抑；如果在家里释放，总是在家人面前哭泣、抱怨，发脾气，负面情绪极有可能传染给家人，让家里的气氛变得紧张、沉闷。如果这些负面情绪得不到有效的释放，就会让人憋出"内伤"，甚至出现语言暴力、言行过激等行为。

有这样一则故事：一位父亲在公司里受到老板的批评，心中十分不快。他越想越生气，又不便跟老板和同事发作，于是回到家里，把正在玩耍的小儿子臭骂了一顿。小儿子感到委屈，也无处发泄，就狠狠地踹了身边的猫一脚。猫吓得一下子窜到大街上，碰巧一辆卡车经过，司机赶紧避让，却把路边的孩子撞伤了。这种不满的情绪、糟糕的心情，积压到一定程度，会由强者传向弱者，无处发泄的弱者往往成为牺牲品，这就是人们常说的"踢猫效应"。人在出现负面情绪时，随处可见这种效应。

日常生活中，要注意自己的负面情绪，一旦出现，要及时调整。如果保持心情安静，注意控制不良情绪，避免精神紧张和不良刺激，不让负面情绪累积，就有可能预防或减少疾病的发生与加重。平时应注意自己的心理健康，多做一些有助于放松的活动，如学画画、练书法、种花、养鸟、下棋、欣赏音乐等，以此来调整自己的负面情绪！

（二）正确宣泄不良情绪

人们在日常生活中，总会遇到各式各样的问题或者烦恼，所谓郁结成疾，就是内心的苦闷如果不能及时得到释放，时间长了就容易出现心理疾病。情感宣泄可以清除心理垃圾，释放精神压力，从而获得愉快的心情、健康的心理，更好地感受幸福的生活。

正确宣泄是指通过适当的方式与途径，将不良情绪释放出来。一般来说，宣泄不良情绪主要有以下几种途径。

一是尽情哭泣。哭泣是人类的一种本能，是人不愉快情绪的直接外在流露。哭泣，可以让不良情绪随着眼泪释放出来，对压抑心情起到缓解作用。医学研究发现，人在伤心时流出的泪水可以排毒，并能减轻压抑情绪。当然，如果遇事就哭，悲悲戚戚，反而会加重不良情绪。当亲人去世，自己失恋，重度伤病等情况出现时，如不能控制情绪，尽情哭泣往往是一种积极有效的宣泄方法，身边的人不应过分责备与限制。

二是大声呼喊。当有不满情绪积压在心中时，可以到空旷的地方大声呼喊，也可以放声高歌，发泄心中不快。音乐是人类的朋友，不同的音乐会带来不同的心境。古典音乐的厚重让人沉静，轻音乐的明快助人一扫忧郁；听听自然的声音，如森林或山谷里的鸟鸣声、海浪拍打礁石的声音，都有助于缓解不良情绪。除了静静享受音乐，唱歌的效果也很好。约几个好友去 KTV 高歌一曲，唱歌时有节律的呼吸可以缓解紧张情绪。当然，要有所选择，比如失恋了就别选那些苦情歌，否则内心产生共鸣，会让人更加伤心。

三是主动倾诉。当人不愉快时，切记不要生闷气，而要学会倾诉。找朋友聚一聚，把自己积郁的消极情绪倾诉出来，以得到朋友的同情、开导和安慰。倾诉的对象可以是朋友，还可以是亲人、老师、同学等。在极度苦闷时，找心理医生是明智的选择。正如著名哲学家培根所说："如果你把快乐告诉一个朋友，你将得到两个快乐；如果你把忧愁向一个朋友倾吐，你将被分掉一半忧愁。"

四是积极运动。打打球，散散步，跑跑圈，或对着沙袋或对着靠垫痛击一阵，还可以参加一些体力劳动，这样就可以把心理上的负荷转化为能量释放出去，不良情绪随着积极运动也就烟消云散了。

现实生活中宣泄的方法很多，人与人因个体差异、生活条件和所处环境不同，所采用的宣泄方式也应有所不同。

（三）尽量避免庸人自扰

《新唐书·陆象先传》有这样一句话："天下本无事，庸人扰之而烦耳。"《春秋》记载，楚庄王三年（前611年），楚国闹饥荒，庸国出兵攻楚，后来被楚国联合巴国、秦国所灭。庸国人放着安乐的日子不过，却"以卵击石"去攻打当时的头号强国楚国，落得个亡国的下场，这或许是"庸人自扰"的最早出处。

秋季到来，树叶飘落、冷风来袭，萧瑟的景象难免让人产生"悲秋"思绪，一些人不由自主地陷入哀愁的情绪中无法自拔，导致秋季抑郁等心理疾病高发。悲秋是古代文人的风雅情结，其实也是季节性抑郁的心理表现。现代人工作压力大，尤其是身处异乡之人，更容易在这个风起叶落的季节心生伤感。有人甚至会患上悲秋抑郁症！

　　56岁的高女士，丈夫早年去世，唯一的女儿在外地工作，这些年，她都是一个人生活。高女士上大学时就多愁善感，喜欢无病呻吟。今年入秋后，她时常觉得很抑郁，看电视、跳舞等全都不喜欢，有时连饭都不想吃。她说，进入秋天温度降低后，屋子里冷了起来，独自生活的她总觉得凄凉，有时甚至觉得活着没什么意思。"十一"期间，女儿带着高女士去看心理医生。医生诊断之后，说她是抑郁症。

预防"悲秋"最有效的方法，就是心理调节，保持乐观情绪，切莫"秋雨晴时泪不晴"地自寻烦恼。要积极参加适合自己的体育锻炼，合理调配饮食，报团外出旅游，参加公益活动，适当走亲访友；找知心明理的亲友，向其倾吐心里话；把精力集中到工作上，也能使人暂时忘记忧伤和愁苦；实在排解不开，最好咨询医生。

（四）巧妙转移不良情感

不良情感的转移，是指个体对某个对象的情感、欲望或态度，因某种原因无法向其对象直接表现，而把它转移到一个比较安全并能为大家所接受的对象身上，以减轻自己心理上的焦虑。

大家知道，当小孩哭闹，大人哄小孩子时，经常指着某个新奇的东西让他看，或给他一个神奇玩意让他触摸，或者让他"听"某个特别的声音，小孩子就会停住或暂时止住哭泣，这就是大人有效地转移了孩子的注意力。

所谓巧妙转移，就是为了控制不良情绪，可以有意识地转移注意力，把注意力从引起不良情绪反应的刺激情境，转移到其他事物或活动上去。比如，到公园里走一走，呼吸一下新鲜空气，放松一下心情；做一些自己平时非常感兴趣的事，如摆弄摆弄花草树木，拿出笔纸写写画画，到河边散散步，听听轻音乐，和朋友一起打打球、游游泳，也可以读读小说、看看报纸杂志等，哪怕条件不允许，也可以考虑到其他房间转一转，在阳台上望望远景、看看飞云，等等。总之，一旦不良情绪来了，就要有意识地通过一些行动把它转移出去，这样紧绷的神经就会松弛，负面情绪就可以得到一定程度的减轻或排解。

（五）正确看待自我实力

以个性来说，从小过分依赖别人，做事过分认真的人，人际关系不良、缺乏亲朋好友的人，对自己的现在、过去和未来持消极看法的人，最容易得抑郁症。患上抑郁症后，患者常常自责或自罪，对自己的评价很低，感到自己的能力和身体都很差，处处不如别人，自己连累了亲人，对不起他人，凡事都因自己而起的想法充满了大脑。他认为自己的痛苦没人帮助（无助）、自己的前途没有希望（无望）、自己的生存没有价值（无用）。也有的抑郁症患者认为，"老天爷"亏待了自己，于是整天心怀不满，怨天尤人，时时刻刻都在责怪他人。

有这样一个真实的故事。

有一次，松下电器公司招聘一批基层管理人员，采取笔试与面试相结合的方法。计划招聘十个人，报考的却有几百人。经过一周的考试和面试，通过电子计算机统计，选出了十位佼佼者。当松下幸之助将录取者一个个过目时，发现有一位成绩特别出色、面试时给他留下深刻印象的年轻人未在十人之列。这位青年叫神田三郎。于是，松下幸之助当即叫人复查考试情况。结果发现，神田三郎的综合成绩名列第二，只因电子计算机出了故障，把分数和名次排错了，导致神田三郎落选。

神田三郎因为没有被录取而一下自卑起来，竟然跳楼自杀了。当录用通知书送到时，他已经死了。

听到这一消息，松下幸之助沉默了好长时间，一位助手在旁边也自言自语："多可惜，这么一位有才干的青年，我们没有录取他。""不，"松下幸之助摇摇头说，"幸亏我们公司没有录用他。意志如此不坚强的人，是干不成大事的。"

有人说："自卑是害人的毒药，甚至是杀人的利器。"人生不如人意事十之八九，因为求职未被录取而拿死亡来解脱自卑的情绪，是非常可悲的。成功根源于坚韧不拔的意志，这正是有些自卑者所缺少的。人们应该学会正确看待自己，而且应当牢记：意志是克服自卑的垫脚石。

（六）面临苦难，笑对生活

有这样一首歌，名字叫《再苦也要笑一笑》，歌词是这样的：

> 人是哭着而不是笑着来到这个世界，
> 这或许就注定了一生中，
> 苦难永远多于快乐，
> 面对人生道路上的挫折和不幸，
> 笑是最好的应对方式，

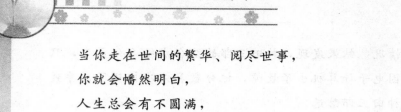

当你走在世间的繁华、阅尽世事，
你就会幡然明白，
人生总会有不圆满，
再苦也要笑一笑。

说一千道一万，也有过不去的坎，
苦难仍然在面前，何不微笑坦然，
大海对面是彼岸，穿过崎岖森林会看见，
彩虹直到终点，坚信自己的信念。
多少次落寞辛酸、多少次曲折磨炼，
所有的悲剧重演，让我们在困境中找寻，
不惧不抗不抱怨！
人生再苦再累再疲倦、再痛再恨再不满，
绝不怨言！
告别昨日的不堪、命运瞬间改变，
明天会发现，幸福就在身边（眼前），
多少次落寞辛酸、多少次曲折磨炼，
所有的悲剧重演，让我们在困境中找寻，
不惧不抗不抱怨！
人生再苦再累再疲倦、再痛再恨再不满，
绝不怨言！

　　人生一世，草木一秋。高高兴兴、快快乐乐是一生，悲悲戚戚、伤心苦闷也是一生。为什么不选择高高兴兴、快快乐乐呢？人生本是一个痛苦与欢乐交替的过程。当人们面对挫折、不幸和痛苦时，难免会伤感或抱怨，如果觉得自己时运不济，抱怨自己没有能力，那么在精神上已经败下阵来。人生的意义，就在于与挫折和痛苦的抗争中不断地寻找欢乐。有的时候，人之所以不能成功，就是因为不能做到笑对人生。其实，勇于笑对人生是一种境界，更是战胜困难的法宝。

美国盲聋女作家、教育家、慈善家、社会活动家海伦·凯勒这样说道："我的身体虽然不自由，但我的心是自由的。就让我的心超脱我的躯体走向人群，沉浸在喜悦中，追求美好的人生吧！"

海伦·凯勒活了88岁，却有87年生活在无光、无声的世界里！她一岁半时突患急性脑充血病，连日的高烧使她昏迷不醒。当她苏醒过来时，眼睛瞎了，耳朵聋了，嘴巴也不会说话了。但是，海伦·凯勒没有向命运屈服。从7岁开始，她认识了影响她一生的伟大的家庭教师安妮·莎莉文。又聋又瞎的海伦·凯勒克服了常人无法克服的困难，逐渐学会了认字，学会了与别人沟通。她还懂得了一些生字的意思，比如学懂了鲜花、水、太阳等，并认为爱就是那温暖的阳光。其后，她又学会了基本的生活礼仪。

从小又聋又瞎的海伦·凯勒，既听不见别人说话的声音，又看不见别人说话的嘴型。所以，尽管她可以发声，但也没办法说话。为了克服这个困难，安妮老师找萨勒老师（郝博士）教她利用双手去感受别人说话时嘴型的变化。尽管非常困难，但顽强乐观的海伦·凯勒还是做到了。她会写字、会手语。经过学习，海伦突破了识字关、语言关、写作关，先后学会了英、法、德、拉丁、希腊五种语言，出版了 14 部著作，受到社会各界的赞扬。她还致力于为残疾人造福，建立了慈善机构。

海伦·凯勒有乐观的精神、坚强的意志和卓越的贡献，她感动了全世界！

1964 年海伦·凯勒荣获"总统自由勋章"，次年入选美国《时代周刊》评选的"二十世纪美国十大英雄偶像"。她说："人生最大的灾难，不在于过去的创伤，而在于把未来放弃。"生活本身就是一场修行，苦和累是生活的真实面貌。哭代表消极，笑代表乐观，乐观积极面对苦难，再苦也要笑一笑。只有这样，你才能远离抑郁，成为生活的赢家！

（七）换个角度看待烦恼

怎样换个角度看待烦恼呢？请看如下两个故事。

故事一：

一个老妇人有两个儿子。大儿子是打鱼的，小儿子是卖雨伞的。虽然日子过得不错，但是老妇人整天愁眉苦脸：晴天时，她为小儿子卖不出雨伞，赚不到钱而烦恼；雨天时，她为大儿子出不了海，捕不了鱼而烦恼。一个邻居跟她说："你为什么不换个角度或反过来想呢？晴天时，小儿子赚不到钱，大儿子可以出海捕鱼赚钱呀；雨天时，大儿子出不了海，小儿子的雨伞就好卖多了。"老妇人听了邻居这番劝导，茅塞顿开，豁然开朗，从此便高兴地安度晚年了。

故事二：

一位秀才进京赶考，住在一家旅店里。考试前两天的晚上他做了三个梦：第一个梦是自己在墙上种白菜；第二个梦是下雨天他戴了斗笠还打着伞；第三个梦是和心上人脱光了衣服躺在一起背靠背。这三个梦意味着什么，秀才摸不着头脑，第二天他便去找算命先生解梦。

算命先生听完他的描述之后说："我看你还是打道回府吧，没有什么希望了。你想一想，高墙上种白菜，不就是白种吗？戴了斗笠还打着伞，不是多此一举吗？和心上人脱光了衣服却背靠背，不是没戏吗？"秀才一听，心一下凉得好像掉进了冰窖里，他回到旅店，便收拾包袱，准备回家。

店老板感到有点奇怪，问他还没考试怎么就要回去。秀才就如此这般地把算命先生解梦的话说了一遍。店老板听后乐着说："依我看，这次你一定要留下来，希望大大地有。你想想看：高墙上种白菜，那不是"高中"（种）吗？戴斗笠还打伞，不是有备无患吗？你和心上人背靠背躺在一起，不是说明有翻身的机会吗？"秀才一听，觉得挺有道理，于是一改心

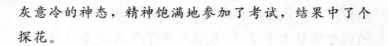

灰意冷的神态，精神饱满地参加了考试，结果中了个探花。

试想：如果这位秀才相信解梦先生的话，他还能够改写自己的人生吗？而店主的一席话，使他换个角度看问题，因而才有了意想不到的成功。

读了上述两个故事，你是否有所感悟呢？人生中难免遇到烦恼，如果换个角度对待烦恼，结果将会大不一样。正如一枚硬币的两面，人生也有正反面。愉快、光明、幸福、希望……是人生的正面；忧愁、黑暗、不幸、绝望……是人生的反面。如果只看到反面而不能自拔，就会陷入抑郁的深渊；如果学会从正面思考人生，将会内心无比亮堂，人生充满正能量！

（八）带着抑郁重塑人生

《健康之家》杂志官网有一篇文章，题目是《带着抑郁症好好生活，我的生命也能多彩》，主要内容如下。

数年前我在查尔斯顿大学教授新闻学时，接到政府精神健康部门的联系，他们说希望能给未来的新闻从业者们纠正一下大众媒体中对于抑郁症的偏见。我邀请他们给我所带的一个班级做讲座。无论是出于职业还是我本人的意愿，我都对这件事情很积极，因为我本人就是抑郁症患者。

出席讲座的有四个人：一名是精神病学家，他与很多精神病患者接触过；一名是社会工作者，他本人长期受精神疾病的困扰；还有两名是躁郁症患者的父母，他们的孩子已经辍学入狱，正在狱中治疗。

我对一位同样患有抑郁症的朋友说，我多么希望自己上大学的时候也能有人跟我说说精神疾病这个话题。他说那根本没有什么意义。我说，可能对别人来说没有意义，但是对我而言，将会发生翻天覆地的改变。

从记事以来我就有抑郁症，6 岁的孩子不应该像我一样想到要去死。我本能地觉得自己肯定有什么问题，只是不明白具体是什么问题，也不知道该怎么挽救。

现在不一样了。10 月 10 日是美国的抑郁症筛查日，我多希望在我小时候能有这么一个日子。那样，我就不会在抑郁症中浪费了如此多的岁月。如果你问我患了抑郁症是什么感觉，我就要提一提汤姆·汉克斯 1990 年演的电影《跳火山的人》了。在那部电影中，汤姆·汉克斯饰演的角色乔·邦克斯被确诊患上了一种称为"大脑云雾"的绝症。他四下搜寻，却发现根本没有这种病。

其实这种病是存在的，那就是抑郁症。病情发作的时候，像是有一朵云把我的自尊心、希望、乐观的态度都遮住了。感觉希望从脑中慢慢流逝，心中的压力越来越大，就像核反应堆的冷却剂不断减少，而反应堆内部的压力不断攀升一样。当温度超过核反应堆的熔点后，它就会自爆了，然后彻底垮掉。

人也是一样的。当抑郁的感觉夺走了所有希望，人就会自杀，他们无法想象明天。经过心理咨询和药物治疗，我已经能够调整心态，适应悲观的情绪了。我知道明天会来的，新的一天总能带来新的希望。如果明天无法让事情好转，那么后天一定可以。事情总会变好的，我是经过很长时间的努力才认识到这一点的。

我今年55岁，第一次接受抑郁症治疗时已近40岁了。如果我未曾接受过治疗，那么我不可能有现在这样的人生。在确诊之前，我的个人感情和工作都不能持久保持。现在我已结婚13年了，还有一个11岁的儿子。在过去15年间我换了一次工作，我感觉自己是个幸运的人。

如果说我的人生有什么成就的话，那么它们都是在过去15年间获得的。

小说家伯纳德·马拉默德写道："我们都有两条生命，一条是用来觉醒的，另一条是觉醒后开始的新生活。"在知道自己患有抑郁症之后我才开始了生活，认识到我可以带着抑郁症好好生活时，我的生命才变得多彩起来。

带着抑郁生存，就是接受现实，勇于面对和正视问题，积极寻求帮助，从而克服困难，治愈疾病，重塑美好人生。

（九）心态是人生的本钱

法国文学家托马斯·布朗爵士有段富有哲理的名言："你

无法延长生命的长度，却可以把握它的宽度；无法预知生命的外延，却可以丰富它的内涵；无法把握生命的量，却可以提升它的质。"英国小说家狄更斯说："一个健全的心态比一百种智慧更有力量。"

心态是什么？心态是指人的心理状态。心理过程是不断变化着的、暂时性的，个性心理特征是稳固的，而心理状态则是介于二者之间的，既有暂时性又有稳固性，是心理过程与个性心理特征统一的表现。心态有好也有坏。

一个人生活在世界上，总会遇到不如人意的事，此时就要想得开。要明白理想与现实总是存在差距的，每个人的事业、爱情都不会一帆风顺，人的心胸要开阔，要学会正确面对人生，该放弃时放弃。如果处处斤斤计较，就很难保持愉快的情绪。过高或过低评价自己，都是不正确的。

正确看待自己，正确看待他人，正确看待社会，这是一种能力，也是一种境界。有了这样的能力，才可以保持心态相对平和；有了这样的境界，才能在生活中立于不败之地！

三、选择饮食，辅助治疗

科学家观察到，人的喜怒哀乐与食物有着紧密的关系，有的食品能让人感到愉快、安宁，有的则使人感到悲伤、忧愁、焦虑、不安、愤怒，甚至恐惧和狂躁。人体中有一种被称为血清素的物质，有助于稳定情绪、解除焦虑，而有些食物正是能促进血清素的分泌，从而给人带来快乐的情绪。

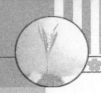

（一）三项饮食原则，利于疾病康复

1. 以高蛋白、高纤维、高热能为主。 长期失眠使人消耗大量的能量，及时补充营养有利于疾病康复，建议以高蛋白、高纤维、高热能饮食为主，并注意食用润肠的食物，以保持大便的通畅。

2. 及时补充足量的水分。 充足量的水分能维持脏腑的正常需要，润滑肠道，利于二便，促进体内有害物质的排泄。

3. 忌食过量辛辣腌熏食物。 忌食过量辛、辣、腌、熏类有刺激性的食物，因上述食物是引发失眠的主要因素，所以患者应按自己的体质有选择地选用适合自己的食物。

（二）五种应季水果，易得好的心情

1. 香蕉。 香蕉中含有一种称为生物碱的物质，可以振奋人的精神、提高人的信心，而且香蕉是色氨酸和维生素 B_6 的来源，这些都可帮助大脑制造血清素。

2. 葡萄柚。 葡萄柚里有大量的维生素 C，不仅可以维持红细胞的浓度，使身体具有抵抗力，而且还可以抗压。最重要的是，在制造多巴胺、肾上腺素时，维生素 C 是重要成分之一。

3. 樱桃。 樱桃被西方医生称为天然的阿司匹林，樱桃中有一种称为花青素的物质，能够给人制造快乐。美国密芝根大学的科学家认为，人们在心情不好的时候，如果能吃上 20 颗樱桃比吃任何药物都有效。

4. 鳄梨（牛油果）。 鳄梨有激发体内乐观潜能的因素，人在情绪非常低落、看问题只看坏的一面时，去买点鳄梨来吃。鳄梨就是牛油果，超市进口水果专柜一般都有。鳄梨富含氨基酸，能够平衡人的情绪，帮助人的情绪恢复正常。

5. 龙眼。 龙眼具有补心安神、养血益脾的功效。现代研究发现，龙眼含有蛋白质、维生素等营养物质，对脑细胞特别有益，能增强记忆、消除疲劳，且有明显的抗衰老作用。用龙眼肉炖冰糖水，可镇定神经，对神经衰弱和抑郁症患者有疗效。

（三）五种新鲜蔬菜，帮助调节情绪

1. 菠菜。 菠菜不仅含有大量铁质，而且更有人体所需的叶酸，人缺乏叶酸会导致精神疾病，包括抑郁症和早发性痴呆等。研究发现，那些无法摄取足够叶酸的人，在五个月后，都无法入睡，并产生健忘和焦虑等症状。研究人员推论，缺乏叶酸会导致脑中的血清素减少，造成抑郁症出现。

2. 大蒜。 大蒜虽然会带来不好的口气，却会给人带来好的心情。德国一项针对大蒜的研究发现，焦虑症患者吃了大蒜制剂后，感觉比较不那么疲倦和焦虑，也更不容易发怒。

3. 南瓜（倭瓜、金瓜）。 南瓜之所以与好心情有关，是因为它富含维生素 B_6 和铁，这两种营养素都能帮助身体所储存的血糖转变成葡萄糖，葡萄糖正是脑部唯一的燃料。

4. 黄花菜（金针菜）。 黄花菜又称安神草或忘忧草，其花蕾中含有大量花粉，食后具有提神醒脑、养血平肝和利尿消肿之作用。

5. 马铃薯（土豆）。 它之所以被冠之为"天然抗抑郁剂"，

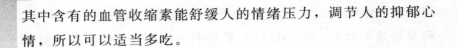

其中含有的血管收缩素能舒缓人的情绪压力，调节人的抑郁心情，所以可以适当多吃。

（四）食用五种食物，利于辅助治疗

1. 深海鱼。 研究发现，凡是住在海边的人都比较快乐。这不只是因为大海让人神清气爽，还与住在海边的人经常吃鱼有关。哈佛大学的研究人员指出，海鱼中的 Omega-3 脂肪酸与常用的抗忧郁药如碳酸锂有类似作用，能阻断神经传导路径，增加血清素的分泌量。

2. 鸡肉。 英国心理学家给参与测试者吃了 100 微克的硒后，他们普遍反映觉得心情更好。而硒的丰富来源就包括鸡肉。

3. 全麦面包。 全麦面包可以帮助血清素增加，麻省理工学院的研究人员说："有些人把面食、点心这类食物，当作可以吃的抗忧郁剂是很科学的。"

4. 低脂牛奶。 纽约西奈山医药中心研究发现，让有经前综合征的妇女吃 1 000 毫克的钙片三个月后，75% 的人都感到更容易快乐，不容易紧张、暴躁或焦虑了。而日常生活中，钙的最佳来源是牛奶、酸奶和奶酪。幸运的是，低脂或脱脂牛奶含有较多的钙。

5. 玉米和燕麦。 它可以帮助人从焦躁变得快乐。如果心浮气躁、心烦意乱，那么就多吃玉米和燕麦吧，因为它们是碳水化合物的优质来源。碳水化合物能帮助清除血管内的氨基酸，这种氨基酸会对抗人体内的另一种合成血清素的氨基酸。血清素对于平衡情绪非常重要，能帮助人们放松紧张的精神，平复

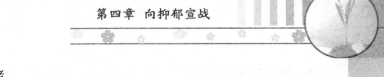

焦躁的情绪。

（五）食用五种粥品，益于辅助治疗

1. 养心安神粥。做法：莲子、龙眼肉、百合各 20 克，大米 150 克。将莲子、龙眼肉与大米洗净后加水适量同煮成粥状即可。食用方法：每晚一次。其有养心安神之效，可治疗抑郁症、失眠等。此粥品味美香甜，不仅可作为抑郁症的食疗方法之用，而且平时心情沉闷或偶有失眠时，也可食用。

2. 远志枣仁粥。做法：远志、炒枣仁、枸杞各 15 克，大米 150 克。将上述中药与大米洗净加水适量共同煮成粥，即可食用。食用方法：每日 1 次，睡前 1 小时食用。这款抑郁症食疗粥品具有解郁、安神之效，对于抑郁症、焦虑症具有明显的辅助治疗作用。

3. 首乌桑葚粥。做法：首乌 20 克，合欢、女贞子、桑葚各 15 克，小米 150 克。将上述四味中药加水煎煮，去渣取药汁 300 毫升，再与小米粥同煮 5 分钟后即可。食用方法：每日 2 次，有滋补肝肾之效，不仅可用于抑郁症食疗，对失眠、健忘、烦躁也有很好的改善作用。

4. 莲子百合粥。做法：莲子、干百合各 30 克，粳米 100 克，冰糖 30 克，红枣数枚。将莲子洗净、泡发，干百合、粳米分别洗干净，与莲子、红枣一同放入锅内，加水适量，先用大火煮开，再用小火熬煮，快熟时加入冰糖，稍煮即成。食用方法：每日 1～2 次。功效：滋阴健脾，养心安神。对于抑郁症有辅助治疗作用。

5. 莲子芡实粥。做法：莲子 50 克，芡实 15 克，大米 300 克。把莲子、芡实、大米洗净，同时放入锅中，加入适量水，先用大火煮开，再用小火熬煮。煮粥时水要多放一些，不要使粥过于稠。食用方法：每日 1～2 次。功效：镇静神经，养心安神，有益于加快恢复体力。对于抑郁症、焦虑症有辅助治疗作用。

（六）饮用五种茶品，具有辅助疗效

1. 玫瑰花茶。中医学认为，玫瑰花味甘微苦、性温，最明显的功效就是理气解郁、活血散瘀和调经止痛。此外，玫瑰花的药性非常温和，能够温养人的心肝血脉，舒发体内郁气，起到镇静、安抚、抗抑郁的功效。女性在月经前或月经期间常会有些情绪上的烦躁，喝点玫瑰花可以起到调节作用。在工作和生活压力越来越大的今天，即使不是月经期，也可以多喝点玫瑰花，安抚、稳定情绪，美容养颜。玫瑰花茶对于抑郁症、焦虑症有辅助治疗作用。

2. 茉莉花茶。茉莉花茶有理气开郁、行气止痛、清肝明目、消炎解毒、抗衰老之作用。茉莉花茶还有松弛神经的功效，因而想消除紧张情绪的人不妨来一杯茉莉花茶，在获得幸福感的同时，也有助于保持稳定的情绪。茉莉花茶对于抑郁症、焦虑症有辅助治疗作用。

3. 洛神花茶。洛神花具有清热解毒、顺气活血、保肝益心、清心降火、提神解劳之作用，具有平衡身体内酸碱值的效果和养颜美容的功能。还可消除便秘，具有促进新陈代谢和利

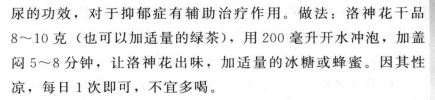

尿的功效，对于抑郁症有辅助治疗作用。做法：洛神花干品8～10克（也可以加适量的绿茶），用200毫升开水冲泡，加盖闷5～8分钟，让洛神花出味，加适量的冰糖或蜂蜜。因其性凉，每日1次即可，不宜多喝。

4. 百合菊花茶。百合具有清肺止咳、清心安神的功效，菊花有散风清热，平肝明目，清热解毒的功效。取百合花4朵，菊花5朵，分别洗净后放入茶杯内，用500毫升开水冲泡，加盖闷3～5分钟，代茶频饮，可辅助治疗抑郁症。

5. 绿茶。日本东北大学学者发现，老年人每天喝几杯绿茶，可以减少患抑郁症的可能，这可能要归功于绿茶中含有一种"让你感觉良好"的成分"茶氨酸"（theanine）。多喝绿茶对减轻抑郁症状的作用很明显。研究认为，绿茶中所含的茶氨酸对大脑能起到镇静功效。

此外，小米、牛奶、大枣、桂圆、莲子等，都有助于镇静安神的作用，可用于配合治疗失眠和调节情绪。

（七）把握饮食禁忌，利于早日康复

以下食品，建议不要过多食用。

1. 辣椒。因为辣椒是性大热、味辛辣的食物，也是一种刺激性食品，吃完之后极易伤阴动火。而抑郁症患者多属肝肾阴虚，内火偏旺，所以，辣椒尤其不宜多吃，其他辛辣食品，如丁香、桂皮、胡椒等也应少食。

2. 酒类。少量饮红酒，可以降低血脂、软化血管、增强心脏活动，具有美容、防衰老的功效，还能增进食欲、帮助睡

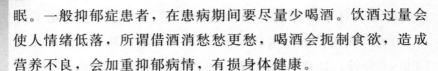

眠。一般抑郁症患者，在患病期间要尽量少喝酒。饮酒过量会使人情绪低落，所谓借酒消愁愁更愁，喝酒会扼制食欲，造成营养不良，会加重抑郁病情，有损身体健康。

3. 茶和咖啡。茶的主要成分是茶多酚、咖啡碱、脂多糖等，咖啡中亦含有咖啡因。适量的咖啡因亦可减轻肌肉疲劳，有助于醒脑提神，促进消化液分泌，有利尿作用，有助于将体内多余的钠离子排出体外。但摄取过多会导致咖啡因中毒，出现上瘾和一系列的身心不适反应，比如神经过敏，易怒，焦虑，震颤，肌肉抽搐（反射亢进），失眠和心悸。一旦抑郁症患者摄取的咖啡因过多，比如每天喝四杯以上咖啡或六杯以上的茶，那么，就有可能加重病情。茶、可乐和咖啡，都会加重抑郁症患者的失眠症状，因此，患者在睡觉前不应喝茶或咖啡。

4. 甜食。部分抑郁症患者靠暴饮暴食来缓解情绪，常见的有汉堡包、薯条、炸鸡等，暴饮暴食的危害是众所周知的，心情不佳的情况下许多人都希望用多进饮食来缓解，却常常引发肥胖，导致血压、血糖发生异常。因此，抑郁症的护理需要节制饮食，注重饮食调养。这些甜食吃多了，对抑郁症的病情非常不利。

饮食治疗可以作为抑郁症治疗的辅助方法，但是食疗并不能取代药物与心理治疗，如有必要，可上医院请教专科医生。

四、适当有氧运动，形成良性循环

运动疗法（kinesiotherapy）是为了缓解症状或改善功能而进行全身或局部的运动以达到治疗目的的方法，是物理疗法的

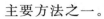

主要方法之一。

防止抑郁发作，治疗抑郁情绪，有氧运动是不错的选择。

有氧运动是指运用身体大肌肉的运动，运动的人每分钟最大心率在 50～85 下，包括游泳、慢跑、骑自行车等，这类运动不太激烈，但对体能的提升很有帮助，最好每个星期至少三天，每次至少做 20～30 分钟。

研究显示，有氧运动可以有效对抗抑郁症，因为运动可以刺激大脑产生令人愉悦的物质，而使人感到快乐。

英国《运动医学杂志》有篇文章指出，德国柏林自由大学的医生做过一项研究，他们追踪曾经罹患重度抑郁症至少 9 个月的 5 名中年男性和 7 名妇女，发现药物对这些患者的疗效相当有限，甚至是无效。

近年来，广州市脑科医院精神科的一项研究，观察 165 例患重度抑郁症的患者，分为三组进行试验。第一组每周运动三次，每次 30 分钟；第二组用抗抑郁药物治疗；第三组用抗抑郁药物＋运动。过了 16 周，三组患者的病情都有显著的改善，其中服药与服药＋运动两组之间无差异。六个月时，服药＋运动组抑郁症再发的比例最低，只有 8％。

该研究小组的结论是，能遵守"经常运动"规则的患者，复发率较低。做运动的患者，因为对病情有"自我掌握"的感受，随着病情改善产生了较大的成就感，所以，一旦做运动的患者感觉病情有进步，他们会更喜欢运动，越运动感觉越好，最后产生了治疗的"良性循环"。

抑郁的人有一个特征，就是觉得全身无力，不仅做事提不

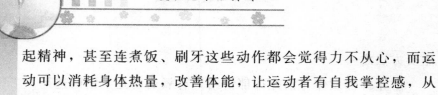

起精神，甚至连煮饭、刷牙这些动作都会觉得力不从心，而运动可以消耗身体热量，改善体能，让运动者有自我掌控感，从而树立信心，自然能改善抑郁的症状。

运动对抑郁症的改善虽然有帮助，但也不能完全取代药物治疗。研究小组提醒大家，不要把运动当作振奋情绪、驱赶抑郁的灵丹妙药，药物治疗始终是最为重要的环节。因为抑郁症的治疗包括药物治疗和行为治疗等，各有不同的疗程和适用情况，患者千万不要以为只要多运动，抑郁症不用药也会好。

五、常练瑜伽、养生气功，抑郁症状能减轻

1. 瑜伽。香港《文汇报》曾经刊登了一则"瑜伽有助于改善抑郁症"的报道。其中提到，瑜伽既能放松身心，又能保持体态。香港大学一项临床研究表明，瑜伽可以提升有早期思觉失调患者的记忆力、认知力、注意力和协调性，可以补充药物在认知功能退化方面的不足，能有效降低抑郁症。为了鼓励这些患者参与到瑜伽练习中，香港大学的研究人员专门针对早期思觉失调患者设计了一套简单的瑜伽动作，使他们持续练习瑜伽，改善抑郁病情。

"瑜伽"这个词，是从印度梵语"yug"或"yuj"而来，其含意为"一致""结合"或"和谐"。瑜伽源于古印度，是古印度六大派别之一，探寻"梵我合一"的道理与方法。而现代人所称的"瑜伽"，主要是一系列的修身养性方法。

大约在公元前 300 年，印度大圣哲瑜伽之祖帕坦伽利（Patanjali）创作了《瑜伽经》，印度瑜伽在其基础上才真正成形，

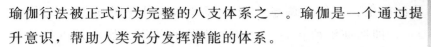

瑜伽行法被正式订为完整的八支体系之一。瑜伽是一个通过提升意识，帮助人类充分发挥潜能的体系。

瑜伽姿势运用古老而易于掌握的技巧，改善人们生理、心理、情感和精神方面的能力，是一种达到身心与精神和谐统一的运动方式，包括调身的体位法、调息的呼吸法、调心的冥想法等，以达到身心合一。

瑜伽，不但是一套流行或时髦的健身运动，而且还是加速人体新陈代谢，去除体内废物，进行形体修复、调理养颜的有效方法。瑜伽既能带给人优雅气质、轻盈体态，增强身体力量、肌体弹性和四肢均衡发展，使人变得越来越开朗、活力、身心愉悦；又能预防和治疗各种与身心相关的疾病，如对背痛、肩痛、颈痛、头痛、关节痛、失眠、消化系统紊乱、痛经、脱发等；还能调节身心系统，改善血液环境，促进内分泌平衡，内在充满正能量。这种对心智情绪的改善功能，是有益于抑郁情绪改善的。

2. 养生气功。养生气功（炁功）是一种中国传统的保健、养生、祛病的方法。以呼吸的调整、身体活动的调整和意识的调整（调息，调形，调心）为手段，以强身健体、防病治病、延年益寿、开发潜能为目的的一种身心锻炼方法。

养生气功的种类很多，主要分为动功和静功。

动功是指以身体的活动为主的养生功，如导引派以动功为主，特点是强调与意气相结合的肢体动作。而静功是指身体不动，依靠意念、呼吸进行自我控制的养生功。大多养生功方法是动静结合的。静功包括练意和练气两方面的内容，相当于古代的静坐、吐纳、调息、服气等方法。其中的练意（又称调心），即调理精神状态，以达到入静的作用。静功是以静神和调气为主要目的的一种锻炼方法，而静神又是养生功锻炼的前提和基础。

抑郁是心理疾病，养生气功是强身心的，虽说表面不太有联系，但修内的同时就是修心。修行忌心浮气躁，胡思乱想。修行能改善人的修养，常练静功有清心养性、调节情绪的作用，是改善抑郁情绪的有效方法之一。

人类发展的历史，同时也是与疾病作斗争的历史。人类一直在与抑郁症进行着顽强的斗争！治疗抑郁症的主要目标：一是提高临床治愈率，最大限度地减少病残率和自杀率，关键在于彻底消除临床症状；二是提高生存质量，恢复社会功能；三是预防复发。

治疗抑郁症方法，主要包括药物治疗、心理治疗、物理治疗、中医治疗，此外，饮食调理、有氧运动、瑜伽修炼和养生功等，都有助于改善抑郁情绪。与此同时，自我心理调节也是必不可少的重要环节！

抑郁症的治疗过程，应该是医生、患者、亲友共同努力、共同奋斗、共同战胜疾病的过程！

主要参考文献

[1]　左丘明.左传[M].长沙:岳麓书社.1988

[2]　王冰.内经[M].北京:科学技术文献出版社.2002

[3]　安小兰.荀子[M].北京:中华书局.2016

[4]　中华经典藏书.管子.[M]北京:中华书局.2006

[5]　孙通海.庄子[M].北京:中华书局.2016

[6]　陈秉才.韩非子[M].北京:中华书局.2007

[7]　王秀梅.诗经[M].北京:中华书局.2016

[8]　许富宏.鬼谷子[M].北京:中华书局.2016

[9]　林家骊.楚辞[M].北京:中华书局.2010

[10]　张双棣,张万彬,殷国光,陈涛(注).吕氏春秋[M].北京:中华书局.2007

[11]　吴普.神农本草经[M].北京:科学技术文献出版社.1996

[12]　司马迁.史记[M].北京:中华书局.1982

[13]　张仲景.金匮要略[M].北京:人民卫生出版社.2006

[14]　顾迁译.淮南子[M].北京:中华书局.2009

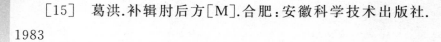

　　[15]　葛洪.补辑肘后方[M].合肥:安徽科学技术出版社.1983

　　[16]　巢元方等.诸病源候论[M].北京:人民卫生出版社.1984

　　[17]　李延寿.南史[M].北京:中华书局.1975

　　[18]　刘景源,宋·太平惠民和剂局编.太平惠民和剂局方[M].北京:人民卫生出版社.2007

　　[19]　郑金生等(校点).圣济总录(点校本)[M].北京:人民卫生出版社.2013

　　[20]　陈言.三因极一病证方论[M].北京:人民卫生出版社.2007

　　[21]　朱丹溪.丹溪心法[M].北京:中国医药科技出版社.2012

　　[22]　张子和等.儒门事亲[M].北京:人民卫生出版社.2005

　　[23]　徐春甫.古今医统大全[M].沈阳:辽宁科学技术出版社.2007

　　[24]　虞抟.医学正传[M].北京:中医古籍出版社.2002

　　[25]　孙一奎.赤水玄珠[M].北京:中国中医药出版社.1996

　　[26]　张介宾.景岳全书[M].北京:人民卫生出版社.1991

　　[27]　叶天士.临证指南医案[M].北京:中国中医药出版社.2008

　　[28]　陈梦雷.古今图书集成医部全录[M].北京:人民卫生

出版社.1988

[29]　余震.古今医案按[M].北京:人民卫生出版社.2007

[30]　魏之琇.续名医类案[M].北京:人民卫生出版社.1997

[31]　王清任.医林改错[M].北京:人民卫生出版社.2005

[32]　纪昀.阅微草堂笔记[M].北京:中华书局.2013

[33]　王家诚.徐渭传[M].天津:百花文艺出版社.2008

[33]　王淑芬等.太医名医300奇难医案赏析[M].北京:中国中医药出版社.2012

[34]　安东尼·斯托尔著,邓伯宸译.丘吉尔的黑狗[M].北京:北京大学出版社.2014

[35]　孙磊.孩子,妈妈把你背回来了[J].读者.2011,(22)

[36]　田旭升,程伟.中国古代抑郁症文献举隅[J].中国中医基础医学杂志[J].2007,13(11)

[37]　丁曦,杨思福.金元四大家对郁证的认识与治法[J].中医文献杂志.2009,(4)

[38]　司鹏飞,李成卫,王庆国.基于知识考古学的中医郁证理论形成研究[J].中医学报.2015,30(1)

[39]　王银.抑郁症药物治疗的研究进展[J].安徽医药.2010,14(2)

[40]　孙学礼.精神病学[M].北京:高等教育出版社.2013

[42]　张明园,何燕玲.精神科评定量表手册[M].长沙:湖南科技出版社.2015

[43]　张斌.中国失眠障碍诊断和治疗指南[M].北京:人民

卫生出版社.2016

［44］　青音,蒋术.仿佛若有光—女主播抑郁症日记［M］.厦门:鹭江出版社.2016

［45］　覃建峰,安冠英.覃氏瑶医史话［M］.北京:军事医学出版社.2016

［46］　张娇娇.抑郁的心,如何能平复［N］.北京青年报.2016.9.19.(A16)